EXPOSITION

DES

MÉTHODES HYDRIATRIQUES

DE PRIESNITZ.

LIBRAIRIE DE J.-B. BAILLIÈRE.

HYDROTHÉRAPEUTIQUE, ou l'Art de prévenir et de guérir les maladies sans le secours des médicamens, par le régime, l'eau, la sueur, le bon air, l'exercice et un genre de vie rationnel ; par le docteur Ch. MUNDE. Paris, 1842. 1 vol. in-18.

MANUEL D'HYDROSUDOPATHIE, ou Traitement des maladies par l'eau froide, la sueur, l'exercice et le régime, suivant la méthode de V. Priesnitz, employée dans l'établissement de Graenfenberg; par le docteur BIGEL, suivi d'un Mémoire sur la chaleur animale, par M. PELLETAN, professeur à la faculté de médecine de Paris. Paris, 1840, grand in-18.   4 fr.

HOMŒPATHIE DOMESTIQUE, comprenant l'hygiène, le régime à suivre pendant le traitement des maladies et la thérapeutique homœopathique, par le docteur BIGEL, précédée d'une notice sur l'hôpital homœopathique de la Charité de Vienne; *deuxième édition entièrement refondue*, par le docteur BEAUVAIS (de Saint-Gratien). Paris, 1839, un volume in-18, de 624 pages.   5 fr. 50 c.

Imprimé chez PAUL RENOUARD, rue Garancière, 5.

EXPOSITION

DES

MÉTHODES HYDRIATRIQUES

DE PRIESNITZ

DANS LES DIVERSES ESPÈCES DE MALADIES;

CONSIDEREES EN ELLES-MÊMES

ET COMPARÉES

Avec celles de la médecine allopathique.

PAR

H. HEIDENHAIN et H. EHRENBERG,

Docteurs en médecine.

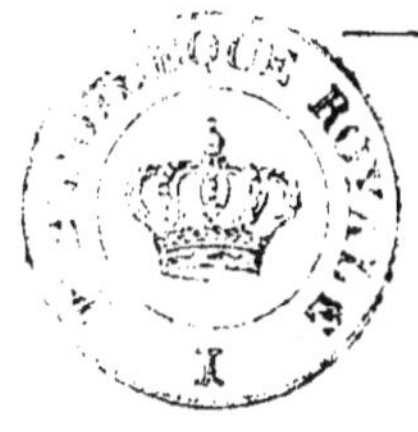

A PARIS,

CHEZ J.-B. BAILLIÈRE,

LIBRAIRE DE L'ACADÉMIE ROYALE DE MÉDECINE,

RUE DE L'ÉCOLE-DE-MÉDECINE, 17,

A LONDRES, CHEZ H. BAILLIÈRE, 219, REGENT-STREET.

1842.

EXPOSITION

DES

MÉTHODES HYDRIATRIQUES

DE PRIESNITZ.

—

PREMIÈRE PARTIE.

PAR LE DOCTEUR HENRI HEIDENHAIN.

EXPOSITION

DES

MÉTHODES HYDRIATRIQUES

DE PRIESNITZ.

PREMIÈRE PARTIE.

CHAPITRE Ier.

Considérations générales sur les méthodes hydriatriques de
Priesnitz.

Priesnitz a pris pour point de départ, dans le
traitement des maladies, que leur essence consiste
en une accumulation de substances impropres à la
nutrition, et dont l'élimination rétablit l'harmonie
d'action des organes connue sous le nom de santé.

Beaucoup d'objections s'élèvent contre cette
vieille théorie, tout empreinte de matérialisme.
Cependant elle est l'expression des seuls phénomènes à l'égard desquels nous ayons une pleine et
entière certitude ; car l'expérience nous apprend
qu'il faut, pour guérir, que le corps se débarrasse
de substances morbides étrangères à sa composition normale, sans quoi il ne survient qu'une amé-

I.

lioration passagère, faussement appelée guérison. Mais la science ne saurait se contenter de vues si étroites; elle est obligée d'admettre, en même temps que le changement des matériaux, un changement des forces inhérentes à la substance organique du corps; elle l'est également de reconnaître que toute modification apportée à la force sous l'influence de laquelle les organes accomplissent leurs fonctions, réagit sur la matière dont ils sont composés. D'un autre côté, la saine pratique se refuse à considérer ces troubles dynamiques comme l'objet principal de la thérapeutique, parce que nous connaissons moins en réalité qu'en idée l'ennemi qu'il nous faut combattre, tandis que les changemens matériels sont les seuls accessibles à nos sens.

Priesnitz, s'attachant à ce qui frappe plus particulièrement les sens, considère comme l'organe sur lequel doit spécialement porter l'action de ses moyens curatifs, celui de tous qui a le plus d'étendue, les tégumens extérieurs. C'est à la peau qu'il rapporte la principale cause des maladies, parce qu'en négligeant de la cultiver, et l'accoutumant à être tenue trop chaudement, la plupart des hommes en ont tellement diminué l'activité, qu'elle retient une grande partie des substances qui devraient être rejetées au-dehors, si ses fonctions s'exerçaient d'une manière normale. Il voit en elle le moyen qui conduit le plus sûrement à la connaissance de l'état intérieur, et c'est sur sa constitution qu'avec le secours des renseignemens fournis par le malade, il fonde le diagnostic. Elle est enfin la voie par laquelle il agit sur l'organisme d'une manière à-peu-près nouvelle. Suivant qu'elle rougit avec plus ou moins d'énergie après l'application des agens avec lesquels il la met en contact, elle lui fournit aussi des signes pronostiques, le plus ou moins de difficulté qu'on éprouve à ranimer la vie en elle et par conséquent à faire cesser la principale cause des maladies, étant, de toutes les circonstances, celle qui conduit le plus naturellement à l'appréciation des résultats probables du traitement.

Mon but n'est pas de me livrer à la critique de cette théorie pathogénique et thérapeutique, dont, à coup sûr, Priesnitz lui-même ne se représente pas nettement tous les détails. Personne n'ignore que notre régime factice, trop souvent joint encore à un exercice insuffisant, fournit à notre corps plus de matériaux étrangers qu'il n'en peut assimiler et ramener au type de sa propre composition. On sait aussi que, malgré cet inconvénient, chacun peut jouir pendant plus ou moins long-temps d'une apparence de santé, en vertu de la faculté, inhérente à chaque organisme, qui lui permet d'opposer une résistance prolongée aux influences ennemies du dehors. Les organes chargés d'éliminer les matériaux inutiles, comme les reins, et en partie aussi le canal intestinal, le foie, etc. , déploient une activité supérieure à celle dont ils feraient preuve dans l'état normal; mais la peau, dont notre genre de vie tend sans cesse à restreindre les fonctions, ne leur venant point en aide, un moment arrive où leurs efforts ne suffisent plus, bien que les humeurs y affluent de toutes parts. De là des congestions, ou ce qu'on appelle des phlegmasies chroniques, dans ces organes. Les irrégularités croissantes de la circulation amènent une pléthore partielle, qu'il faut bien distinguer de la vraie pléthore, de la pléthore générale, due à la trop grande abondance des humeurs. L'harmonie cesse d'exister entre les diverses parties du corps, sous le point de vue de la quantité et de la composition des sucs qui s'y portent; bientôt tel ou tel tissu organique tombe malade, et la lésion qui s'y est produite influe non-seulement sur la vie de l'individu, mais encore sur les générations suivantes, dont elle devient le triste héritage.

C'est ainsi qu'en contemplant la vie sans préventions, nous voyons surgir une foule de maladies, qui présentent des modifications infinies, mais se rapportent toutes au même type fondamental. Les médecins les ont toujours considérées sous ce point de vue ; mais le mérite de Priesnitz est de se montrer plus conséquent, dans la manière dont il les combat, que personne ne l'avait été avant lui, et de poser en principe que, parmi les organes sécrétoires, la peau est celui qu'on doit choisir de préférence pour ramener à l'ordre les anomalies morbides du corps humain, précisément parce que c'est celui dont nos habitudes ont le plus dérangé les fonctions. En arrivant à cette idée, il ne soupçonnait même pas la structure compliquée de la peau, sur laquelle les recherches des anatomistes modernes ont versé tant de lumière ; il n'avait aucune idée ni des nombreux vaisseaux et organes glanduleux qu'elle renferme, ni des canaux sudorifères contournés en spirale dont nous devons la description à Purkinje, et dont les orifices à la surface forment ce qu'on appelle les pores ; il ignorait l'existence de tous ces nerfs, dont chaque fibrille communique avec les centres du système nerveux, auxquels ils transmettent les impressions reçues par eux; enfin il ne se doutait même pas que, par ses méthodes particulières d'appliquer l'eau froide à la surface du corps, il agissait d'une manière indirecte sur la plupart des systèmes de l'économie animale, et spécialement sur ceux dans lesquels les initiés de la science cherchent le foyer de la vie dynamique. La physiologie et la pathologie démontrent combien l'activité de la peau est nécessaire à la conservation et au rétablissement de la santé ; la première fait voir que cette large membrane élimine sans cesse des matériaux incapables de servir utilement ; la seconde montre que d'étroites relations sympathiques la lient à tous les actes morbides qui se passent dans l'intérieur du corps; et ces diverses doctrines ont été confirmées par une foule d'observations recueillies au lit des malades.

Les irrégularités dans la formation du sang, et la mauvaise constitution des humeurs qui en est la conséquence, se reflètent à la peau, comme le prouvent la chlorose et la maladie scrofuleuse; les maladies aiguës ou chroniques des organes internes, par exemple du foie et de la rate, s'y décèlent aussi par des changemens pathologiques. On sait, d'après les recherches de Bateman, de Willan, de J. L. Alibert, de Biett, de Rayer (1), que la plupart des affections cutanées sont liées à des troubles d'autres fonctions, notamment de la digestion, dont ce phénomène critique rend les symptômes propres moins saillans. Ainsi les dartres et la couperose se rattachent à des lésions gastriques, le pemphigus à des altérations du foie et des reins. Plusieurs maladies contagieuses, comme la rougeole, la variole, la scarlatine, manifestent en partie leurs effets à la peau ; beaucoup de fièvres se terminent par des sueurs critiques, et les furoncles ne sont pas rares après celles qui ont reçu l'épithète de gastriques.

Avec tant de faits, qui mettent hors de doute que, dans une multitude de cas, la nature tend à juger les maladies par des crises vers la peau, les médecins ne pouvaient manquer de regarder l'excitation des fonctions de cet organe comme un puissant moyen d'arriver au véritable but de leur art. Mais les voies qu'ils suivent présen-

(1) *Traité pratique des maladies de la peau*, Paris, 1835, 3 vol. in-8° et atlas in-4°, fig. col.

tent peu de sûreté. Les sudorifiques exaltent souvent l'action des vaisseaux sans provoquer la sueur ; les sinapismes et les vésicatoires n'agissent que sur des portions très limitées de la peau ; fréquemment aussi les bains tièdes demeurent sans résultat. Aucun de ces moyens n'a ni autant de précision, ni autant d'énergie que la méthode de Priesnitz, à la description de laquelle je vais procéder.

On peut rapporter tout l'appareil hydriatrique à deux catégories, dont l'une comprend les moyens qui agissent sur la peau entière et toute l'économie animale ; l'autre, ceux dont l'action n'intéresse qu'une portion des tégumens, une partie limitée du corps. A la première se rapportent : 1º l'excitation de la sueur, soit par des couvertures de laine, soit par des linges mouillés ; 2º le bain froid, le demi-bain dégourdi, et les ablutions froides ; 3º la douche ; 4º l'ingestion de l'eau dans l'estomac ; à la seconde : 1º les bains partiels, comme ceux de siège, de pieds, de tête, de jambes, de bras, de mains, d'yeux, etc.; 2º les fomentations, réfrigérantes ou échauffantes ; 3º les lavemens froids, et les injections froides.

I. *Excitation de la sueur.* La plupart des malades sont réveillés à quatre heures du matin ; un homme de service les dépouille de leurs derniers vêtemens, et les enveloppe dans une grande couverture de laine, qui ne laisse que la tête libre, après leur avoir fait allonger les jambes et étendre les bras le long du corps ; puis il les couvre d'un lit de plume, qu'il borde avec soin de tous côtés, et il leur recommande de rester immobiles. L'irritation causée par une laine grossière et la concentration de la chaleur font qu'au bout d'un laps de temps plus ou moins long, le corps entier se trouve inondé d'une sueur plus ou moins abondante suivant la disposition individuelle. Ce qui mérite attention, c'est que cette manière de provoquer la sueur ne détermine aucune excitation dans le système vasculaire ; plus d'une fois, je me suis convaincu, sur moi-même, que le pouls n'augmente pas de fréquence.

Dès que la sueur a paru, le servant ouvre la fenêtre, pour purifier l'air de la chambre, et fait boire au malade, chaque fois qu'il en éprouve le besoin, une petite quantité d'eau froide, qui contribue à favoriser la transpiration. On laisse durer la sueur plus ou moins long-temps, depuis une jusqu'à trois et même six heures, suivant l'exigence du cas, et toujours en ayant égard aux forces du sujet.

En général, les malades suent dans la couverture même. Mais, quelques-uns, chez lesquels il est plus difficile d'exciter la sueur, sont enveloppés d'abord d'un drap, qu'on a préalablement trempé dans l'eau froide, puis exprimé avec force, et par-dessus lequel on roule la couverture de laine, qu'on charge elle-même du lit de plume. La peau la plus rigide ne résiste pas à ce moyen, auquel on renonce dès qu'il a produit son effet, pour ne plus employer que la couverture de laine. Mais, presque toujours, le drap humide a un autre but, celui de calmer l'excitation déjà existante et de rendre les sueurs moins épuisantes, ce qui fait qu'on y a recours chez les personnes débiles, irritables, enclines aux réactions fébriles, ou atteintes d'une fièvre lente.

La sueur ne présente d'abord rien de particulier; mais on prétend qu'elle acquiert des caractères spécifiques quand le traitement se prolonge; que non-seulement elle offre toutes les nuances d'odeur aigre ou douceâtre déjà connues des médecins, mais que fréquemment encore elle apparaît chargée de l'odeur des médicamens de toute espèce que le malade a pris auparavant, comme

soufre, mercure, assa-fœtida, etc. Ce phénomène a même fait naître l'opinion, généralement
admise à Graefenberg, que les remèdes allopathiques ne guérissent point en réalité les maladies,
qu'ils ne font qu'en éteindre les symptômes, et
préparent ainsi le germe d'une affection lente, dont
le danger est encore accru par leur rétention dans
le corps. On pense que ces sueurs critiques contribuent beaucoup à la guérison, bien qu'elles ne
soient pas absolument nécessaires.

Lorsque le malade a sué assez, c'est-à-dire aussi
long-temps qu'il lui avait été prescrit de le faire,
on lui dégage les pieds, on lui met sa chaussure,
on lâche un peu la couverture, dont il s'entortille
comme d'un manteau, et il se rend à l'endroit où
sont placées les cuves; là commence le second acte
de traitement, ou le bain froid, qui consiste en un
bain entier ou en un demi-bain.

II. *Bain froid entier.* Il se prend dans une cuve
dont la circonférence est de vingt à trente pieds;
l'eau, dont la température varie de six à neuf degrés du thermomètre de Réaumur, y arrive de la
source même, et se renouvelle sans interruption.
Le malade se débarrasse de la couverture, se
mouille la tête et la poitrine, puis saute dans la

cuve, où il plonge aussitôt, et se met à nager ou du moins à s'agiter le plus vivement possible; il se lave bien tout le corps, puis, au bout de dix minutes, rarement plus, il sort du bain : l'homme de service le couvre d'un drap et d'une couverture, et le ramène dans sa chambre, où, après avoir été essuyé, il s'habille en diligence, et sort, tant pour se promener que pour boire de l'eau.

III. *Demi-bain dégourdi*. Les personnes faibles, irritables, délicates, ne sont pas mises de suite à l'usage du bain froid. On leur prescrit d'abord le demi-bain, qu'elles prennent dans une baignoire ordinaire, où l'eau, qui ne dépasse pas six pouces de hauteur, a été mêlée avec un peu d'eau chaude, en sorte que sa température soit de dix à douze degrés, quelquefois, mais rarement, de quatorze. Le malade commence également par se mouiller la tête et la poitrine, puis il entre dans la baignoire, où il s'assied, et se frotte bien tout le corps avec de l'eau. Il y reste cinq à six minutes, pendant lesquelles le servant lui verse sur le corps de l'eau tiède, ou même de l'eau froide.

Priesnitz emploie ordinairement ce bain tiède pour préparer au bain froid, auquel les malades ne sont alors soumis qu'au bout de quelques jours.

Certains passent, dès le début, du bain dégourdi dans la grande cuve d'eau froide, et reviennent de celle-ci à celui-là.

D'autres, chez lesquels la sueur est jugée impraticable ou inutile, prennent le bain dégourdi au sortir du lit, afin de s'accoutumer peu-à-peu aux basses températures. Priesnitz l'emploie aussi quelquefois chez les sujets peu susceptibles de réaction, comme moyen d'exciter la fièvre, ce qui amène, suivant lui, des phénomènes critiques. Alors le malade est souvent obligé de rester une heure et plus dans la baignoire, que ferme un couvercle percé d'un trou pour le passage de la tête.

IV. *Ablutions froides.* Les personnes qui ne peuvent aller au bain sont obligées de le remplacer par des ablutions avec de l'eau froide. Ces ablutions peuvent être considérées, en général, comme une excellente introduction au traitement proprement dit, surtout chez les enfans et chez les sujets qui ont énervé leur peau en faisant usage de vêtemens trop chauds, ou en portant de la flanelle. Elles ont aussi l'avantage de n'exiger aucun appareil spécial, et, de plus, elles sont un excellent moyen, même pour les personnes en santé, d'entretenir le bon état et l'énergie de la peau. On les pratique avec une éponge, ou seulement avec le plat de la main ; et on les rend plus efficaces encore en se frottant fortement.

V. *Ingestion de l'eau froide dans l'estomac*. Le bain est immédiatement suivi de la promenade au grand air, pendant laquelle on boit de l'eau à la source même. Cet exercice et cette boisson aident à l'effet des actes précédens, de sorte qu'on les considère comme un troisième acte du traitement.

La quantité d'eau à boire varie suivant les individus. Quand il n'y a pas de prescription formelle à cet égard, on l'abandonne au libre arbitre de chacun. Il ne convient pas de boire à contre-cœur. Les personnes qui viennent à Graefenberg abusent fort souvent de l'eau en boisson, ce qui entraîne des inconvéniens directs, ou contrarie le travail organique, à l'établissement duquel doit contribuer l'application extérieure du froid. (1)

Après avoir employé une heure et plus à se pro-

(1) On pourra consulter avec fruit, à cet égard, un travail intéressant de M. le docteur Guérard, qui est d'ailleurs rédigé sous un tout autre point de vue, et qui a pour titre : *Mémoire sur les accidens qui peuvent succéder à l'ingestion des boissons froides, lorsque le corps est échauffé* (Annales d'Hygiène publique et de médecine légale, Paris, 1842, t. XXVII, pag. 43).

mener et à boire de l'eau, on revient à Graefenberg, où l'on déjeune avec du lait froid, du pain et du beurre, ce qui donne des forces pour le quatrième acte du traitement, la douche.

VI. *Douche*. L'eau, amenée directement de la source par des gouttières, tombe, d'une hauteur de douze à vingt pieds, sous la forme d'un filet de deux à quatre pouces de diamètre ; par son poids et sa basse température elle exerce une stimulation considérable sur la peau et les parties sous-jacentes. Il n'y a point ici de dispositions mécaniques à la faveur desquelles on puisse diriger le jet vers telle ou telle partie : il faut que le malade s'exerce à s'exposer lui-même au filet d'eau, et qu'il se garde de ne le faire porter que sur le point souffrant, qui doit, au contraire, en être garanti quand ce point se trouve déjà dans un état d'irritation. Certaines parties, comme le creux de l'estomac, ne doivent non plus jamais y être exposées, et quant à la tête, on n'y reçoit la douche qu'après avoir commencé par la couvrir avec ses deux mains. On douche l'œil en l'exposant à l'eau qui rejaillit après être tombée sur les bras, tenus horizontalement. La durée de la douche est de cinq à vingt minutes. On ne l'emploie jamais dans les cas de grande irritabilité, d'irritation fébrile ou de faiblesse extrême. Dès qu'elle est terminée, on se frotte tout le corps, on s'habille rapidement, et l'on revient à la maison. S'il reste encore quelque temps jusqu'à l'heure du repas, les malades auxquels leur état le permet le consacrent à quelque application locale de l'eau.

VII. *Bain de siège*. Parmi ces applications locales, celle qui se rapproche le plus, quant à l'effet, des actes par lesquels on impressionne le corps entier, est le bain de siège. Il se prend dans de petites baignoires rondes, garnies de pieds et d'un dossier, où l'on met assez d'eau froide et quelquefois d'eau dégourdie, pour qu'elle puisse s'élever jusqu'à environ deux travers de doigt au-dessus de l'ombilic. Se propose-t-on seulement de stimuler et de fortifier les organes digestifs et génitaux, on y reste depuis dix minutes jusqu'à un quart d'heure; mais si l'on a en vue, comme dans les maladies fébriles, de diminuer l'action des vaisseaux, de détourner les congestions de la tête ou de la poitrine, on y demeure une demi-heure, une heure entière, ou même plusieurs heures, en ayant soin de changer l'eau dès qu'elle s'est mise en équilibre de température avec le corps. Pendant le bain, on se

frotte doucement le ventre avec la main; quand
on en sort, on se frotte également les fesses, le bas
du sacrum et les cuisses, qui sont presque engour-
dis par le froid, et si l'on peut prendre de l'exercice, la chaleur normale ne tarde ordinairement
pas à se rétablir.

VIII. Après les bains de siège, ceux auxquels
on a le plus fréquemment recours sont les *bains
de pieds*, qu'on emploie dans les circonstances,
où l'usage commun est de les administrer chauds,
c'est-à-dire toutes les fois qu'on veut exercer une influence dérivative sur d'autres parties.
L'eau s'élève tout au plus jusqu'aux chevilles. La
durée de ce bain varie; en général, on le cesse dès
que l'eau s'est échauffée, et l'on en aide l'action par
des frictions continuelles sur les pieds. En sortant,
on se réchauffe par l'exercice : on agit de même
avant d'y entrer, afin que les pieds ne soient pas
froids au moment où on les y plonge.

IX. Les *bains de tête* servent contre diverses affections de cette partie du corps. On laisse les tem-
pes ou la nuque plongées dans l'eau pendant tout
le temps qui a été prescrit, en ayant l'attention de
les frotter vivement avec les mains mouillées.

X. Les *bains d'yeux* se prennent dans un plat, ou

mieux encore dans un verre, où l'on plonge l'œil à demi ouvert, afin que l'eau entre en contact avec le globe oculaire lui-même.

XI. Les *bains de jambes, de bras et de mains* trouvent leur place dans les affections locales de ces parties du corps, comme ulcérations fistuleuses, carie, éruptions chroniques, etc. Ils pourraient sans doute être quelquefois utiles à titre de dérivatifs ; mais jusqu'ici Priesnitz ne les a jamais employés dans cette intention. Il a fréquemment recours aux immersions d'une articulation pour dériver le mal fixé sur une autre, par exemple à celles du coude dans les inflammations considérables de la main.

XII. Après les différentes formes de bain, les *fomentations* tiennent une place importante parmi les moyens de l'hydriatrie. On en distingue de deux sortes :

Les *fomentations froides* sont ainsi appelées parce qu'on les prolonge davantage. Elles sont usitées dans les cas de lésions traumatiques et dans d'autres inflammations, celle du cerveau surtout. Pour les faire, on trempe dans l'eau froide des linges pliés en plusieurs doubles ; on les exprime légèrement, on les applique sur la partie malade, et on les renouvelle dès qu'ils s'échauffent.

Les *fomentations échauffantes*, nommées aussi *excitantes*, consistent en des compresses mouillées, mais exprimées avec autant de force que possible, qu'on applique exactement sur le lieu de leur destination, et par dessus lesquelles on étend du linge sec bien serré, afin que l'air ne puise les frapper nulle part. On ne change ces compresses que quand elles sont devenues sèches. Elles exercent une stimulation considérable sur la peau, et même sur les parties sous-jacentes, de sorte qu'il n'est pas rare qu'elles amènent un grand développement de chaleur, et même, si la peau est fort impressionable, qu'elles fassent naître des éruptions. Dans les maladies aiguës et chroniques des organes digestifs, on en couvre tout le ventre, et elles influent d'une manière très salutaire sur ces affections. Elles trouvent souvent aussi leur place dans les phlegmasies d'autres parties internes. On pourrait, jusqu'à un certain point, comparer leur action à celle d'un vésicatoire, ce qui fait qu'il ne faut pas y avoir recours dans les inflammations aiguës des parties extérieures, tandis qu'appliquées à quelque distance du point malade, elles sont suivies d'une dérivation puissante. Voilà pourquoi on les applique à la nuque dans les ophthalmies et les congestions vers la tête. J'ai eu plus d'une fois occasion de me convaincre qu'elles jouissent réellement d'une grande efficacité.

XIII. Enfin, il reste à parler des applications locales de l'eau sous forme de *gargarismes*, de *lavemens* et d'*injections*. Les gargarismes d'eau froide sont d'un grand secours dans les angines ordinaires, et lorsqu'il se sécrète des mucosités trop abondantes dans les organes. Les lavemens froids ont une efficacité depuis long-temps constatée dans les affections fébriles, pour diminuer la fièvre; employés avec persévérance contre la constipation chronique, ils sont un des meilleurs moyens pour la faire cesser.

En faisant ainsi connaître d'une manière sommaire les différentes formes sous lesquelles Priesnitz a coutume jusqu'ici d'employer l'eau froide, mon unique but était d'exposer ce qui était indispensable pour l'intelligence des détails dans lesquels je vais maintenant entrer à l'égard des maladies à la guérison desquelles l'exaltation de l'activité de la peau peut être appliquée d'une manière utile.

Le concours harmonique de tous les organes du corps est nécessaire à la conservation de l'individu et de son état de santé, et l'organisme humain possède, au moins dans certaines limites, l'aptitude à maintenir l'harmonie. Il suffit donc, pour faire cesser les troubles produits par des causes du dehors , et qui, conjointement avec la réaction organique, constituent la maladie, de venir en aide à cette faculté, que nous appelons force médicatrice de la nature. Nous remplissons l'indication, d'un côté, en cherchant à expulser les agens nuisibles, que Priesnitz nomme mauvaises humeurs; d'un autre côté, en aidant à l'action des organes d'où part la force de réaction, et qui, dans l'état actuel de nos connaissances, sont les systèmes vasculaire et nerveux. L'appareil de Priesnitz nous fournit pour cela des moyens qui, s'ils ne suffisent pas dans tous les cas, conviennent dans un grand nombre, et, sous ce rapport, partagent le sort des différens remèdes dont se compose notre arsenal pharmaceutique. Si nous admettons une altération de la masse des humeurs comme cause principale des maladies, la première et principale indication est d'éliminer la matière peccante, et nous n'avons pas de meilleur moyen pour la remplir, que de provoquer la sueur. Le méthode de Priesnitz présente de grands avantages sur toutes les autres, tant parce qu'elle ne manque jamais son effet, que parce qu'elle ne met pas la circulation en émoi. Lorsque nous avons recours aux sudorifiques ordinaires, l'apparition de la sueur est souvent précédée d'une vive agitation ; parfois même le résultat manque, et au lieu de sueur nous n'obtenons qu'une excitation des systèmes nerveux et vasculaire; puis, quand la sueur éclate, nous n'osons pas l'interrompre, nous attendons qu'elle s'arrête d'elle-même, et fort souvent sa trop longue durée la rend épuisante pour le malade. Chez Priesnitz, l'état de la peau et celui des forces sont les circonstances d'où l'on conclut la possibilité de déterminer l'évacuation désirée, et qui indiquent en même temps le degré auquel on doit s'arrêter. Les malades débiles, dont la peau ne permet pas d'espérer l'activité désirable, doivent, par des bains froids et dégourdis pris immédiatement à la sortie du lit, fortifier leur peau et lui procurer le degré d'énergie nécessaire à l'excitation de la sueur que réclame leur état morbide. Après qu'ils s'y sont soumis pendant quelque temps (et l'effet sur lequel on comptait ne manque jamais d'avoir lieu), on les enveloppe dans la couverture, et on les y laisse suer aussi long-temps que leurs forces le permettent ; car il ne faut jamais débiliter pendant le cours du traitement, dont le principal but, au contraire, est d'accroître l'énergie vitale, pour donner plus d'empire à la force médicatrice. S'il est vrai que la sueur procure ce résultat par cela seul qu'elle entraîne les mauvaises humeurs, dont l'élimination vivifie et fortifie l'organisme, en la poussant trop loin on se priverait des avantages qu'elle procure, parce que nous n'avons aucun moyen d'empêcher la déperdition simultanée des humeurs de bonne constitution. Cette considération, jointe à ce que, comme toute autre action vitale, celle de la peau se fatigue quand on la met trop en jeu, et qu'il pourrait s'ensuivre une résorption partielle des substances qu'elle a chassées au-dehors, non-seulement justifie l'interruption brusque de la sueur, mais encore la rend nécessaire. On y parvient soit par des lotions avec de l'eau froide ou dégourdie, soit par l'immersion dans une grande cuve pleine d'eau.. Quel que soit le moyen employé, l'effet est le même, et ne varie qu'eu égard au degré ; c'est quand on a recours à la plus basse température qu'il se déploie avec le plus d'intensité. Le froid de l'eau interrompt subitement l'activité sécrétoire de toutes les parties de la peau qui en reçoivent l'atteinte ; les capillaires cutanés, tout-à-l'heure dans un état de turgescence, se resserrent sur eux-mêmes, et la circulation superficielle éprouve un temps d'arrêt, qui n'exerce aucune influence nuisible, tant à cause du mouvement que le malade se donne dans le bain et des rudes frictions qu'il y subit, que parce que le froid stimule vivement les nombreux nerfs dont les filets aboutissent à la peau. En effet, ces filets transmettent l'impression aux centres nerveux, le cerveau et la moelle épinière, qui, stimulés à leur tour, réagissent sur le centre circulatoire. Le sang, lancé avec plus de force vers la périphérie, oppose donc une digue puissante à celui qui reflue des vaisseaux capillaires, et en prévient l'accumulation dans les parties intérieures. La rougeur dont la peau se couvre après le bain, annonce que la quantité de sang y a augmenté plutôt que diminué, et cette rougeur est d'autant plus intense que l'organe cutané a plus d'aptitude à être impressionné par les excitations du dehors, ce qui fait que Priesnitz la regarde avec raison comme un signe pronostique de grande valeur.

D'après cette explication de la manière d'agir du bain froid, explication qui ne me semble point forcée, la crainte qu'on pourrait avoir que le passage subit du froid au chaud entraînât de graves conséquences, l'apoplexie, par exemple, manque de fondement, et ne repose que sur des préjugés. Se jeter dans un bain froid après s'être échauffé par un mouvement rapide, qui accélère la circulation et gêne la respiration, ne peut manquer d'avoir des conséquences fâcheuses, parce qu'on trouble ainsi d'une manière brusque l'action par laquelle la peau vient au secours du système vasculaire et des poumons violemment excités; mais un état aussi différent de celui-là que l'accroissement de la chaleur extérieure déterminé par les procédés de Presnitz, réunit précisément toutes les conditions propres à neutraliser l'impression désagréable et dangereuse que détermine l'application subite du froid à un corps dont la surface est moins vivement échauffée. Ici, il n'y a point d'exaltation appréciable de l'action des organes centraux, et celle de l'activité vasculaire à la peau est en quelque sorte une barrière que l'eau froide doit renverser avant de porter son influence sur les viscères internes. L'afflux des humeurs vers les tégumens est si considérable; il est tellement favorisé, comme je viens de le dire, par l'excitation immédiate des nerfs périphériques et l'excitation médiate du système nerveux central , qu'à proprement parler l'action de la peau ne cesse qu'un instant, pour reprendre ensuite avec un redoublement d'énergie , et bien qu'alors il n'y ait plus de sueur provoquée , cependant on observe une sécrétion vaporeuse plus abondante. Les frictions et l'exercice qu'on prend après le bain contribuent puissamment au retour de la chaleur; le malade éprouve alors un sentiment de bien-être et de vigueur fort différent de ce que les préjugés nous portent à redouter.

Ainsi, en y regardant de près, relativement à l'emploi des ablutions froides et du bain froid pour interrompre la sueur, la théorie se concilie avec les faits que l'expérience a fournis, soit à Graefenberg, soit dans tous les autres lieux où cette méthode est mise en pratique. Il serait difficile de citer un cas dans lequel elle ait entraîné des accidens, lorsqu'on l'applique à propos et qu'on prend soin

de se mettre à l'abri des refroidissemens causés
par les courans d'air. A la vérité, une femme de
soixante-six ans a été frappée d'apoplexie mortelle
dans le bain ; mais elle avait déjà éprouvé auparavant plusieurs atteintes de cette maladie, et par
conséquent elle aurait dû s'abstenir du traitement
par l'eau. Au reste, il n'est pas rare que les personnes d'un certain âge périssent d'apoplexie,
même dans le bain tiède, en sorte que cet accident
doit plutôt être mis sur le compte d'une disposition intérieure que sur celui du moyen externe
auquel on a recours.

Si les deux premiers actes du traitement, la
sueur et le bain froid, remplissent parfaitement
l'indication d'expulser les matières nuisibles du
corps, l'eau que les malades boivent ensuite concourt puissamment aussi au but qu'on se propose
d'atteindre. L'eau, considérée comme boisson, ne
nous est pas moins nécessaire que l'air atmosphérique ne l'est à la respiration. Nul autre liquide
n'étanche aussi bien la soif qu'elle, et l'instinct qui
pousse tant de malades à en demander aurait dû,
depuis long-temps, nous mettre sur la voie de la
recommander, au lieu que des opinions précon-
çues nous la leur font refuser avec opiniâtreté, et

2.

nous portent à la remplacer par des tisanes, qui n'ont pas la même propriété rafraîchissante à beaucoup près. Priesnitz a reconnu, ce que les médecins ont également observé dans d'autres cas, que les malades sont souvent poussés, par une nécessité intérieure, à désirer précisément ce qui convient à leur état. Quand un homme a la diarrhée, on lui interdit l'eau, malgré ses instantes prières, parce qu'on prétend que l'eau relâche; mais on ne réfléchit pas que, dans la grande majorité des cas, la diarrhée est une évacuation critique, qu'on doit chercher plutôt à favoriser qu'à arrêter; or, rien ne saurait produire plus doucement cet effet que l'eau froide, à laquelle personne ne reprochera sans doute d'être un laxatif trop énergique; d'ailleurs qui peut mieux convenir qu'elle pour réparer les déperditions que la diarrhée entraîne? Quand celle-ci n'est pas critique, quand elle n'a point une tendance salutaire, elle tient à une atteinte profonde qu'ont reçue les ressorts de la vie, dont le refus d'un verre d'eau ne saurait accroître la tendance à la dissolution, tandis qu'il peut être la source de grands tourmens pour le malade.

L'exemple de la diarrhée, et d'autres encore, qui

ne sont pas rares non plus dans la vie journalière, prouvent qu'on n'a jamais rien à craindre de l'eau froide en boisson. Parfois, cependant, il convient, avant de la boire, de la laisser quelque temps exposée à l'air, pour que sa température s'élève un peu ; il faut seulement avoir soin alors de la tenir dans des bouteilles bouchées, afin qu'elle ne perde pas les gaz qui s'y trouvent dissous.

L'explication qu'on donne à Graefenberg de la manière dont agit l'eau prise en boisson, n'est pas moins matérielle que celles qui concernent tous les phénomènes physiologiques et thérapeutiques. On suppose que son action découle uniquement de ses qualités physiques, qu'elle rafraîchit parce qu'elle a une température inférieure à celle du corps, qu'elle balaie les matières étrangères contenues dans le canal intestinal, comme elle enleverait les ordures déposées dans un vase, et qu'elle diminue la consistance du sang, comme elle diminuerait celle d'une soupe trop épaisse. Cette théorie, bien qu'elle renferme quelque chose de vrai, ne soutient pas l'examen : peu importe, au reste, puisque le fait lui-même est incontestable.

Persuadé de la grande efficacité de l'eau à l'intérieur, Priesnitz recommande d'en boire à tous les momens de la journée, mais surtout pendant la promenade qui succède au bain froid. Elle contribue ainsi aux effets de l'acte précédent : car, promptement absorbée et introduite dans le torrent de la circulation, elle répare les pertes de parties aqueuses que la masse du sang a éprouvées par l'effet de la sueur, pénètre tous les tissus, en accroît la souplesse, et les place dans des conditions plus favorables au renouvellement des matériaux organiques, à la prompte expulsion des principes morbifiques. Cette circonstance exerce une influence d'autant plus salutaire que l'activité de la peau, un moment suspendue par le bain froid, se déploie avec une nouvelle énergie, de sorte que l'organe repousse plus facilement et plus promptement, sous forme vaporeuse, tout ce qui afflue en ce moment vers lui.

Mais la douche contribue d'une manière plus puissante encore à l'établissement du travail organique qui doit amener la guérison. Le jet d'eau froide qui vient frapper l'un après l'autre tous les points de la peau, fait une impression analogue à celle du bain froid, mais plus forte encore, sur les organes sous-jacens, en particulier sur les systèmes vasculaire et nerveux. Le cerveau et la moelle épinière reçoivent une stimulation indirecte bien plus vive par les extrémités périphériques des nerfs, sur lesquelles porte l'action de la douche, et ils en subissent, en outre, une directe par le contact immédiat de celle-ci avec la tête et le rachis. Les médecins connaissent depuis long-temps les effets de la douche, dont ils font souvent une application partielle, surtout dans les cas de paralysie locale. Mais ici encore Priesnitz suit des vues plus rationnelles. Ce n'est pas sur une seule partie, mais sur l'organisme entier, qu'il fait agir ses moyens, parce qu'il a besoin d'un accroissement général des forces pour arriver à son but. Il s'abstient même souvent avec soin d'exposer les parties malades à la douche, et n'y a recours, en général, que quand le corps lui semble apte encore à réagir contre elle. Ce qui en rend l'efficacité plus grande, c'est qu'on l'emploie au moment où les résultats du bain froid se déploient dans toute leur extension ; la douche interrompt de nouveau l'exaltation de la vie que ce bain venait de déterminer à la peau, pour la faire reparaître ensuite avec une intensité plus grande.

Ainsi la provocation de la sueur, le bain froid, l'usage de l'eau froide à l'intérieur et la douche sont des moyens qui tous concourent à accroître graduellement l'activité cutanée, vasculaire et nerveuse, et à la faire arriver peu-à-peu à un degré tel qu'on puisse obtenir d'elle les résultats qui s'annoncent par les crises si fréquemment observées à Graefenberg. Ces moyens, sur tels ou tels d'entre lesquels on insiste davantage au besoin, et auxquels on ajoute, quand les circonstances l'exigent, les bains de siège, les bains de pieds, les fomentations, ces moyens, dis-je, joints à l'exercice, au bon air, à une nourriture simple, corrigent insensiblement la masse des humeurs, tant en rejetant au dehors celles qui sont de mauvaise qualité, qu'en amenant à l'organisme de nouveaux et meilleurs matériaux.

La peau, qui, d'après une foule de faits pathologiques bien connus, a une affinité spéciale pour les principes morbifiques, expulse les uns à l'état liquide ou vaporeux, et fixe les autres dans son propre tissu. De là différentes formes d'éruptions et d'ulcérations critiques, qu'aucune méthode allopathique n'est parvenue jusqu'ici à provoquer d'une manière si prononcée. On a prétendu que ces crises étaient tout simplement l'effet de l'irritation locale que l'eau froide détermine à la peau. Tel peut bien être réellement leur origine dans certains cas. L'enthousiasme des visiteurs de Graefenberg leur fait voir une crise dans le moindre bouton, dans la plus petite ampoule; ils attribuent surtout ce caractère aux exanthèmes dont se couvrent les parties à la surface desquelles ont été maintenues pendant long-temps les fomentations échauffantes, et qui ne sont qu'un résultat de l'irritation locale, comme ceux qu'on observe si fréquemment après l'application des emplâtres, ou même des cataplasmes tièdes. Mais il faut bien distinguer les véritables crises, qu'elles soient caractérisées par des éruptions ou par des ulcérations; et, ce qui leur est propre, c'est qu'elles sont précédées ou accompagnées d'un malaise général, avec excitation fébrile plus ou moins forte, quelquefois très considérable.

Presque tous les malades reprennent un air de santé peu après avoir commencé le traitement, parce que la vertu tonique de l'eau froide redonne de l'énergie au système vasculaire et fait affluer les humeurs à la peau en plus grande abondance. Assez souvent, néanmoins, c'est au moment même où ils avaient déjà recouvré beaucoup de leurs forces qu'on les voit retomber malades, et parfois d'une manière grave. Ce phénomène n'a rien qui doive surprendre, car il faut que l'organisme commence par se fortifier, avant de pouvoir exercer une réaction efficace et soutenue contre les agens morbifiques qu'il récèle dans son intérieur.

Chez les personnes d'un tempérament engourdi, il faut assez souvent que l'un ou l'autre des actes du traitement, notamment le bain froid ou la douche, soit poussé au-delà des limites ordinaires, afin de provoquer cette réaction fébrile. Une fois qu'elle existe, le traitement demande à être suivi avec beaucoup de circonspection, si l'on veut que l'organisme sorte triomphant d'une lutte qui ne laisse pas quelquefois d'être accompagnée de danger. On interrompt alors la provocation de la sueur, le bain froid et la douche, et on les remplace par l'enveloppement dans des draps mouillés, par des ablutions froides et par des bains de siège, moyens dont l'efficacité est bien connue dans les maladies fébriles ; en même temps, on traite les affections critiques locales par des fomentations. Si les éruptions et les ulcérations sont très enflammées et irritées, on ne les couvre pas immédiatement de fomentations dites échauffantes, c'est-à-dire soigneusement enveloppées, mais on applique celles-ci, à titre de dérivatif, sur les parties voi-

sines. Lorsque, au contraire, il y a atonie dans les
ulcères, ces mêmes fomentations y sont appliquées d'une manière immédiate; elles contribuent
puissamment à ce qu'ils parcourent régulièrement leurs périodes et marchent vers la cicatrisa-
tion.

Sous l'influence de ce traitement, les phénomènes
morbides critiques se dissipent heureusement, et
la guérison d'un mal qui date souvent de plusieurs
années dédommage amplement des incommodités
qu'ils ont causées (1). C'est à la provocation de
crises continues, dans les maladies chroniques,
que la méthode hydriatrique doit sa prééminence
sur toutes celles auxquelles on a eu recours jusqu'à
présent, et de donner une si sûre garantie de la
guérison. Ces crises méritent donc toute notre

(1) Jusqu'ici aucun malade n'avait été victime à Graefenberg de ce travail critique; mais, précisément à l'époque où
je m'y trouvais, une dame, de complexion bouffie, périt par
suite d'une suppuration trop abondante fournie par deux lar-
ges ulcères critiques. Un fait isolé ne prouve rien sans doute
contre la méthode en elle-même; il doit cependant engager
à se tenir sur ses gardes. Chez les sujets lymphatiques et chargés d'embonpoint, dont le corps renferme une grande quantité d'humeurs, la plupart du temps de mauvaise constitution,
les forces vitales sont rarement assez énergiques et la faculté
de réaction assez puissante pour qu'on n'ait point à craindre

attention. Déjà le docteur Piutti, directeur de l'établissement hydriatrique d'Elgesbourg, a commencé la description et la classification des divers exanthèmes qu'il a vus se développer à la suite d'un traitement par l'eau froide, et tout porte à croire que ce travail, continué par d'autres praticiens, aura beaucoup d'importance sous le point de vue du diagnostic et du pronostic. Peut-être parviendra-t-on à démontrer les connexions des diverses espèces d'altérations avec telle ou telle maladie interne. Peut-être aussi découvrira-t-on que les différentes modifications du traitement hydriatrique influent sur la manifestation de telle ou telle d'entre ces éruptions, et qu'il dépend du médecin de les éviter ou de les provoquer. C'est là, sans contredit, un vaste champ tout nouveau ouvert aux investigations. Il y a quelques cas, rares à la vérité, dans lesquels Priesnitz n'a point vu surgir de phénomènes critiques, sans que pour cela la maladie principale en ait moins marché vers la guérison : tout porte à croire que les sueurs, la

des crises trop violentes : il vaut donc mieux alors employer des moyens plus doux, qui conduisent au but avec plus de lenteur, mais d'une manière plus sûre.

diarrhée et les urines ont joué un grand rôle chez ces sujets.

Je suis forcé, faute d'observations suffisantes, de suspendre mon jugement quant à la question de savoir si, parmi les substances critiquement éliminées du corps, se trouvent aussi les médicamens dont le malade avait fait antérieurement usage et qui n'ont pu être assimilés. Les faits de ce genre ne manquent pas à Graefenberg, si l'on s'en rapporte au dire général, et si la répugnance qu'on y éprouve pour l'allopathie ne contribue pas peu à les faire admettre légèrement par les habitués. On prétend que les sueurs et les fomentations exhalent quelquefois l'odeur de l'assa-fœtida et du soufre; on dit même avoir vu le mercure se rassembler, dans les linges, sous la forme de petites globules.

Les quatre grands actes successifs dont il a été question jusqu'ici ne sont pas les seuls qui contribuent à provoquer des évacuations critiques, Les bains de siège jouent aussi un rôle important à cet égard. Ils agissent immédiatement sur tous les organes contenus dans l'excavation pelvienne, puis par eux sur l'étendue entière du canal intestinal, sur l'appareil génital , enfin sur la région inférieure de la moelle épinière, et par son intermédiaire sur le cerveau. Leur effet est local, excitant, lorsqu'on ne les prolonge pas beaucoup, ce qui a lieu quand on se propose d'accroître l'énergie de la tunique musculeuse des intestins, et d'exercer une action vivifiante sur les nerfs ganglionaires, ainsi que sur le prolongement rachidien, ou de diminuer la circulation dans les vaisseaux hémorrhoïdaires et utérins. Lorsqu'au contraire on les prolonge depuis vingt minutes jusqu'à une heure et plus, outre cette influence purement locale, ils en exercent encore une dérivative sur la tête et la poitrine. En effet, ils enlèvent au corps une quantité considérable de calorique, notamment quand on renouvelle l'eau à mesure qu'elle s'échauffe. Cette déperdition de chaleur ne porte, il est vrai, d'une manière immédiate que sur les parties mises en contact avec le liquide, où elle détermine une gêne de la circulation qui peut amener un plus grand afflux de sang et un accroissement de chaleur dans d'autres parties ; mais on remédie sans peine à cet inconvénient par des affusions et des fomentations froides sur les régions que l'eau ne baigne pas, et d'ailleurs l'effet qui en résulte répond parfaitement au but qu'on se propose, celui d'opérer une dérivation. La région pelvienne renferme tant de vaisseaux, et le sang, dont la température baisse dans ces vaisseaux, achève si rapidement sa circulation par tout le corps, qu'on ne tarde pas à observer une diminution générale de la chaleur; la tête se dégage, les battemens du cœur se ralentissent, et le pouls perd de sa fréquence. Aussi les bains de siège froids ne sont-ils pas moins utiles dans les états fébriles que dans les phlegmasies et les congestions de la tête et de la poitrine.

Une autre partie de leur action, qui mérite aussi qu'on l'étudie, est celle qui s'étend au système nerveux. Les plexus hypogastriques, qui fournissent des nerfs aux membres inférieurs et aux organes pelviens, une partie du système ganglionaire qui se répand dans la cavité abdominale, et l'extrémité inférieure de la moelle épinière reçoivent immédiatement l'impression de l'eau froide, qu'ils transmettent aux autres nerfs et au cerveau. Lorsque le bain dure peu, il provoque une vive stimulation; si on le prolonge, il détermine une dépression des forces vitales, qui s'annonce par l'engourdissement des parties mises en rapport avec le liquide. Il exerce donc, sous ces deux formes, une influence très puissante, et nulle autre méthode hydriatrique, la douche exceptée, ne peut rivaliser avec lui sous ce rapport.

L'action locale du bain de siège est le résultat des efforts que fait la nature pour maintenir toutes les parties du corps dans leur constitution normale. Cette constitution est menacée par la froidure et la pression de l'eau. La circulation et l'innervation éprouvent de la gêne, et la nature cherche à rétablir l'ordre, aussitôt que l'obstacle extérieur vient à être éloigné. Suivant que cet obstacle a duré plus ou moins long-temps, les choses rentrent plus ou moins promptement et plus ou moins facilement dans les conditions de la normalité. Après un bain de siège très court, l'activité vitale momentanément déprimée redouble d'énergie; si le bain a été prolongé, l'état extérieur des forces ne peut se rétablir qu'avec plus de lenteur. On a donc dans le premier cas un effet excitant, et dans le second un effet déprimant ou calmant.

Les bains de pieds partagent avec ceux de siège la prérogative d'agir comme dérivatifs. Priesnitz, contrairement aux usages reçus, les emploie

froids, ce qui ne l'empêche pas d'arriver bien
plus sûrement au but qu'on ne le fait, dans la
pratique ordinaire, avec les bains de pieds chauds.
D'abord, les nombreux nerfs de la plante du pied
reçoivent une impression bien plus vive, au lieu
que la chaleur amène un relâchement, une dé-
tente; puis, le sang, que l'eau froide a refoulé, revient avec force dans les parties d'où il avait été
repoussé, et cette circonstance contribue puissamment à la production de l'effet qu'on désire; car, à
la sortie du bain, les pieds se trouvent au milieu
d'une température plus élevée, et l'exercice vient
encore favoriser l'afflux des humeurs vers eux.
Au contraire, les bains de pieds chauds sollicitent le sang à se porter vers les parties inférieu-
res; aussi long-temps qu'ils durent, les vaisseaux
sont gorgés de liquide, et cette turgescence se propage plus au moins au reste du système vasculaire; mais, à la sortie du bain, les pieds se trouvent exposés, même dans le lit, à une température
fort inférieure à celle de l'eau, d'où il suit que
souvent alors la congestion augmente dans les
parties où l'on se proposait d'opérer une dérivation, et que l'excitation intérieure devient plus
considérable, au lieu de diminuer. J'ai souvent vu

les maux de dents, ainsi que les congestions vers la tête ou la poitrine, croître après un bain de pieds chaud.

Les résultats du bain chaud entier ne doivent pas différer sensiblement de ceux-là. Il n'y a pas de médecin qui n'ait eu recours aux bains chauds dans les maladies chroniques, et qui n'ait vu les sujets se plaindre de malaise et de faiblesse, malgré la précaution prise d'y ajouter des substances excitantes. Ces effets, qu'on ne connaît point à Graefenberg, dépendent de la chaleur, qui stimule bien le système circulatoire, mais déprime la force nerveuse, et diminue l'énergie des fibres musculaires. La turgescence elle-même des vaisseaux sanguins est un phénomène purement passif. Aussi les bains chauds ne provoquent-ils souvent pas la sueur, ou n'en déterminent-ils qu'une passive, qui s'arrête promptement, la peau n'ayant pas assez d'activité, et qui peut même nuire quand elle vient à être interrompue par l'exposition à l'air extérieur, dont la température est fort inférieure à celle de l'eau. Nous en avons une preuve plus sensible encore dans les maladies aiguës, où le bain tiède, surtout si on l'emploie à une époque éloignée de la crise, diminue les forces, et déter-

mine une excitation sans résultat, outre que la
chaleur favorise la tendance à la décomposition,
qui n'est déjà que trop fréquemment prédominante dans ces affections. Le traitement hydriatrique ne produit rien de semblable, même dans
les maladies aiguës, où Priesnitz suit, en général,
les mêmes vues que dans les maladies chroniques,
c'est-à-dire qu'il cherche à amener les principes
mobifiques vers la peau, et à les éliminer du corps
en provoquant la sueur. Les moyens qu'il choisit
pour remplir ces indications accroissent ou diminuent l'activité des vaisseaux et des nerfs, et la
ramènent au degré nécessaire pour que des excrétions critiques aient lieu. Il diminue, par des
bains de siège, la fièvre, l'inflammation et les congestions dans les parties éloignées ; il excite la
sueur par une méthode appropriée à l'état général
d'excitation, par des draps mouillés dont il fait
envelopper le malade. Ces draps mouillés diminuent d'abord la température du corps, puis l'eau
réduite en vapeur exerce une action stimulante sur
la peau. Quand la sueur a duré quelque temps,
le malade se plonge dans un bain dégourdi, qui
nettoie les tégumens et les fortifie. Il y reste plus
ou moins, suivant qu'il y a nécessité de soustraire

encore de la chaleur ou de stimuler le système nerveux. Nous aurons occasion de revenir sur cette application du bain dégourdi lorsqu'il sera question du traitement des maladies aiguës par la méthode hydriatrique.

Quoique nous ayons essayé jusqu'ici de rechercher les causes de l'efficacité d'une méthode si nouvelle et si différente de toutes celles qu'emploie la médecine ordinaire, quoique nous ayons fait tous nos efforts pour la rapporter à une théorie rationnelle, nous sommes fort éloignés de la considérer comme un moyen universel, ni de croire qu'elle puisse procurer tous les résultats auxquels arrive l'art de guérir en général, qu'elle soit susceptible de rendre toutes les autres manières de traiter les maladies inutiles et superflues. Cette opinion a bien pu trouver des partisans parmi les gens du monde, que les effets fréquemment avantageux de l'hydriatrie ont séduits; mais elle ne saurait être celle d'un médecin à qui l'expérience a fait connaître, surtout dans les maladies aiguës, des moyens de guérison plus faciles, plus expéditifs et bien moins compliqués.

Il n'y a pas assez long-temps que la méthode de Graefenberg est mise en pratique, pour qu'on puisse la soumettre rigoureusement aux règles d'appréciation usitées dans toutes les sciences expérimentales. Nous manquons encore pour cela de données suffisantes, et la plupart des faits connus ont été publiés par des personnes étrangères à la médecine, qui ignoraient l'art d'observer et de décrire les maladies. Cependant il ne manque déjà point de cas à l'égard desquels nous sommes en droit d'affirmer qu'on eût mieux fait de suivre une autre marche. Ainsi, par exemple, les inflammations du tissu cellulaire, qui ont une si grande tendance à suppurer et à produire des abcès, sont traitées à Graefenberg par l'eau froide, et Priesnitz interdit tout emploi de l'instrument tranchant. Ici la méthode est évidemment irrationnelle et fort douloureuse pour les malades ; les cataplasmes chauds conviennent beaucoup mieux que les fomentations et les bains froids, qui apaisent bien l'inflammation, mais rendent l'établissement de la suppuration très difficile, et prolongent ainsi la durée de la maladie. Une fois que le pus est formé, il faut lui donner issue, sous peine de le voir fuser vers d'autres parties plus déclives, ou entretenir les douleurs et la fièvre ; quand le foyer est situé à une grande profondeur, des semaines s'écoulent

avant que la nature soit parvenue à le rapprocher
de la surface, et à produire une ouverture qui
lui permette de s'échapper. C'est un excellent principe sans doute que de laisser la nature agir en
liberté; mais c'en est un non moins important
d'obéir à ses indications, et de venir à son secours
dans les efforts qu'elle fait pour procurer la guérison. Or, tel est le résultat d'un coup de bistouri
donné à propos dans un cas d'abcès. Approuve-
rait-on celui qui, au lieu d'inciser le plus tôt possible un anthrax, se contenterait d'y appliquer
des excitans, et resterait spectateur impassible
des progrès incessans de la gangrène? Ne vaut-il
pas mieux, quand l'estomac est chargé de saburres,
le débarrasser par un vomitif d'action prompte et
sûre, que par de l'eau froide, qui n'excite le vomissement qu'en raison de sa quantité, après avoir
distendu le viscère outre mesure? Les écrivains
sur l'hydriatrie soutiennent que le vomissement
provoqué par l'eau n'affaiblit pas autant l'estomac
que celui qu'on détermine au moyen des vomitifs;
cette opinion doit être rejetée, car la distension
de l'estomac, qui doit avoir lieu pour que l'eau
amène le vomissement, exerce nécessairement
une influence débilitante bien plus prononcée que
celle d'une simple poudre.

On pourrait citer d'autres circonstances encore où la prétention de traiter comme le fait Priesnitz, par le seul emploi de l'eau, doit nuire; mais, sans descendre aux spécialités, il suffit de rappeler cet axiome, consacré par la sagesse des siècles, que nulle idée exclusive ne saurait s'appliquer à la généralité des cas.

D'après la théorie pathogénétique qui sert de base aux traitemens par l'eau froide, cette méthode devrait être également efficace dans toutes les maladies curables, puisqu'on les attribue à des matières peccantes, qu'il faut éliminer du corps, et dont nul autre traitement ne saurait procurer aussi bien l'expulsion, deux voies leur étant ouvertes, l'une par les sueurs, l'autre par les exanthèmes et les ulcérations critiques. Cependant j'ai vu à Graefenberg des malades qui ne pouvaient pas être considérés comme absolument incurables, et qui étaient forcés de partir, sans que leur état eût éprouvé la moindre amélioration, même après un long séjour.

A Graefenberg, on attribue ces échecs tantôt à des erreurs de régime, tantôt à l'indocilité des malades, mais surtout à ce que le traitement n'a point été employé assez long-temps, sans réfléchir qu'il peut y avoir et qu'il y a certainement de

matières peccantes pour l'élimination desquelles
tout autre organe sécrétoire que la peau mériterait
la préférence. Nous ne dirons pas que le traitement
hydriatrique s'oppose aux crises par d'autres organes, comme les reins, le canal intestinal, etc., car
il exerce, sur le système nerveux, une influence
vivifiante qui doit se réfléchir sur tous les émonctoires de l'économie animale, et ne pas demeurer
concentrée dans la peau ; mais, ce qui est hors de
doute, c'est que la peau, ayant des relations intimes
avec les reins, le canal intestinal, etc., l'exaltation
de sa sécrétion apporte nécessairement des res-
trictions à celle de ces organes, et par là doit quelquefois être cause que la guérison ne s'accomplisse
pas. Il paraît bien plus rationnel de concevoir ainsi
les insuccès, et d'en conclure que la méthode ne
convient pas à tous les cas sans distinction, que
d'admettre l'infaillibilité de cette dernière et vouloir qu'on la prolonge indéfiniment dans les circonstances où elle ne réussit pas de prime abord.
L'observation impartiale et froide est la seule qui
fournisse des résultats acceptables ou utiles. Or,
elle nous apprend qu'il y a beaucoup de maladies
chroniques invétérées dans lesquelles les traitemens par l'eau ne guérissent qu'avec lenteur sans

doute, mais du moins procurent d'heureux résultats, tandis que toute autre méthode curative n'en
amènerait aucun. Elle nous enseigne que si les
moyens de Priesnitz guérissent souvent avec plus
de lenteur que ne le font d'autres méthodes d'employer l'eau, au moins procurent-ils une guérison
plus complète et plus radicale, en déterminant de
véritables crises, qui sont l'effet de l'accroissement de l'activité de l'organisme. Mais elle ne
nous autorise pas à conclure que ces moyens
puissent triompher de toutes les maladies, pourvu
qu'on insiste assez sur leur application. Quand,
au bout de quatre ou six mois, ils n'ont amené
aucun changement dans l'état du malade, on aurait grand tort, la plupart du temps, d'insister davantage. D'un autre côté, quelques changemens en
apparence défavorables ne doivent pas suffire pour
y faire renoncer, car ils sont fréquemment les
précurseurs d'une crise salutaire.

Si l'on demandait maintenant quelles sont les
maladies contre lesquelles le traitement par l'eau a
jusqu'ici été employé avec succès, et où l'on serait
autorisé à y recourir, la meilleure manière de résoudre cette question serait de nous en référer à ce
qui a été dit précédemment du mode d'action de

l'eau sur le corps. Elle doit être surtout efficace contre les maladies chroniques dans lesquelles il y a indubitablement altération générale de la masse des humeurs, comme les cachexies, les scrofules, la syphilis, la chlorose, le rhumatisme chronique et la goutte, que ces affections attaquent un système organique tout entier, ou se présentent sous une forme purement locale. On traite également avec avantage par l'eau un grand nombre de maladies des organes digestifs, spécialement celles qui sont accompagnées d'un état pléthorique de la veine porte, comme les hémorrhoïdes, l'hypocondrie, les phlegmasies chroniques qui n'ont pas encore amené une altération considérable dans le tissu des organes, l'irrégularité de la sécrétion du canal intestinal et du foie, la diarrhée et la constipation habituelle; car, en régularisant la circulation, elle remplit une des conditions les plus nécessaires pour arriver en pareil cas à la guérison. Parmi les maladies des viscères de la poitrine, les congestions qui dépendent des irrégularités de la circulation, et les catarrhes chroniques dus à un excès habituel de la sécrétion muqueuse des voies aériennes, cèdent très bien à l'eau; d'autres, telles que les lésions organiques du cœur, peuvent être soulagées par elle, mais exigent qu'on agisse avec beaucoup de circonspection, et qu'on en modifie l'emploi. Les congestions au cerveau, notamment quand elles sont sympathiques, disparaissent sous l'influence du traitement hydriatrique, celui-ci faisant cesser la maladie de laquelle elles dépendent ; mais les lésions organiques de l'encéphale ne sont pas moins rebelles à ce traitement qu'à tout autre, quel qu'il soit. La méthode hydriatrique triomphe sûrement et promptement des anomalies du flux menstruel qui ne tiennent pas au mauvais état des organes. Elle doit avoir un grand empire sur les maladies du système nerveux, auquel elle fait subir de si fortes secousses. Aussi Priesnitz réussit-il dans les paralysies partielles, les névralgies, la sciatique, le tic douloureux de la face, l'amaurose commençante, et un certain nombre d'affections spasmodiques. Enfin, les exanthèmes, étant déjà par eux-mêmes l'indice d'une tendance de la nature à évacuer de mauvaises humeurs par la peau, trouvent dans la méthode de Graefenberg la réunion de toutes les circonstances propres à accélérer leur guérison.

Il y a aussi des maladies aiguës, inflammatoires et non inflammatoires, contre lesquelles ce traitement par l'eau a été employé avec succès, attendu que l'une de leurs causes les plus fréquentes est le dérangement de l'action cutanée, et que la plupart du temps leur essence consiste en une altération des humeurs ou en un dérangement de l'activité soit vasculaire, soit nerveuse. Les bons résultats que ce traitement procure aussi quelquefois dans les troubles des fonctions intellectuelles se rattachent d'une part à la puissante action qu'il exerce sur le système nerveux, et d'autre part à la guérison qu'il procure d'autres maladies dont la vésanie n'était qu'un phénomène accessoire.

Examinons maintenant quels sont les avantages par lesquels la méthode hydriatrique l'emporte sur les méthodes allopathiques dans les diverses maladies chroniques ou aiguës, et en quoi aussi elle se montre inférieure à ces dernières.

CHAPITRE II.

Parallèle entre le traitement par l'eau et la méthode allopathique dans les diverses maladies.

I. *Maladies chroniques.*

J'ai dit ce qui constitue l'essence de la maladie en général, pour montrer jusqu'à quel point la méthode de Priesnitz est rationnelle. Je vais être obligé de suivre la même marche pour les diverses maladies dont je parlerai brièvement, afin d'arriver à la déduction des indications curatives qu'elles présentent, et de déterminer quelle est la méthode qu'il convient le mieux de leur opposer, l'hydriatrique ou l'allopathique.

A. *Cachexies.*

On embrasse sous cette appellation commune une foule de maladies chroniques, qui découlent d'irrégularités dans la nutrition et d'un vice de composition des sucs nutritifs, d'où il résulte que, peu-à-peu, tous les systèmes du corps souffrent plus ou moins, que des éruptions, des ulcérations, des sécrétions de différentes espèces surviennent à la surface de la peau et des membranes muqueuses, et que, quand la maladie est parvenue à un haut degré, elle n'épargne même pas les os. Les causes des cachexies doivent souvent être cherchées dans une triste hérédité ou dans des influences de climat, quelquefois dans les mauvaises qualités de la nourriture, le défaut de culture de la peau et l'insalubrité des habitations, fréquemment enfin, comme pour la syphilis, dans un principe contagieux dont tout le corps vient à être imprégné. Leur guérison présente plus ou moins de difficulté.

L'expérience a appris jusqu'ici que la méthode

de Priesnitz donne des résultats extraordinaires dans la plupart de ces maladies, telles que les scrofules, la chlorose, la syphilis, l'hydrargyrose, la goutte et le rhumatisme chronique. On en pourrait aussi retirer de grands avantages dans certains cas d'obésité et d'hydropisie.

1° La *maladie scrofuleuse* est sans contredit la cachexie que l'on rencontre le plus fréquemment, et qui porte son action sur le plus grand nombre de tissus du corps. Lorsqu'elle est héréditaire, elle s'annonce, dès l'âge le plus tendre, par la prédominance des sucs blancs, par l'abondance des sécrétions muqueuses, à la conjonctive, dans les organes respiratoires, dans le canal intestinal, et par des éruptions variées à la peau. Bientôt les glandes s'affectent, se gonflent, s'enflamment, et passent à la suppuration ; c'est ce qui arrive surtout à celles du cou, des paupières, de la poitrine et du bas-ventre. Après la peau et le système glanduleux, ce sont les os qui souffrent le plus souvent, ceux surtout d'une texture spongieuse, comme les os du carpe et du tarse, les phalanges des doigts et des orteils ; leur tissu perd de sa compacité, ils se tuméfient et se détachent par petits fragmens, qui sortent à travers les ouvertures dont les parties molles sus-jacentes ne tardent point à se percer. Chez certains sujets, les extrémités articulaires et spongieuses des grands os longs sont frappées de carie, à la hanche, au genou, au coude, au poignet , au coude-pied. Les articulations mêmes des vertèbres sont assez fréquemment atteintes et détruites en partie, d'où résultent des difformités de la taille. Ailleurs les os se ramollissent, et l'on a les symptômes du rachitisme, que les médecins rallient, non sans fondement, à la maladie scrofuleuse. Toutes ces affections traînent souvent des années , malgré les remèdes qu'on leur oppose, qui ne les diminuent ou ne les guérissent qu'autant qu'ils détruisent la cause, c'est-à-dire l'altération des humeurs et les irrégularités de la nutrition. Il y a des sujets chez lesquels elles éprouvent une rémission à l'époque de la puberté; mais le nombre est grand aussi de ceux dont alors elles attaquent d'autres organes, les poumons principalement, dans le tissu desquels les sucs blancs extravasés engendrent des tubercules, dont le ramollissement constitue la phthisie pulmonaire, maladie si éminemment mortelle. Les filles scrofuleuses deviennent chlorotiques au moment de la puberté; l'écoulement menstruel ne s'établit pas, ou ne se fait que d'une manière irrégulière, et, au lieu d'une santé florissante, les traits n'expriment plus qu'un état général de malaise, qui ne cède que dans un très petit nombre de cas heureux. De tristes restes de scrofules se manifestent jusqu'après l'époque du complet accroissement : ainsi le goitre est presque toujours de nature scrofuleuse, et les inflammations scrofuleuses des glandes du sein prennent souvent, dans un âge avancé, les caractères de l'incurable cancer.

L'allopathie, guidée par des principes rationnels, s'efforce toujours d'attaquer le mal par la racine ; elle ne se borne jamais à en traiter tel ou tel symptôme, mais elle cherche à faire disparaître les anomalies de la nutrition, qui en sont la cause proprement dite. Avant tout, et c'est là le beau côté du traitement, elle prescrit un genre de vie convenable. Sous le rapport des alimens et des boissons, elle veille à ce que le sujet ne prenne que des choses faciles à digérer et propres à corriger la masse des humeurs (1). Mais cela ne suffit pas. Les humeurs du corps ne peuvent être corrigées, comme les liquides de la nature inerte, par des additions qui en changent la nature. Il faut sans doute

(1) Hufeland, *Traité de la maladie scrofuleuse*, trad. par J.-B. Bousquet, Paris, 1821.

donner aux scrofuleux des alimens sains et de facile digestion; mais la digestion n'est que la première phase de la nutrition, les substance digérées doivent passer dans le torrent de la circulation et y être assimilées, c'est-à-dire qu'il faut que l'économie en extraie tout ce qui a de l'analogie avec les matériaux déjà subsistans du corps, et rejette le reste en dehors. Donc, lorsque la tendance est maladive, les matériaux défectueux trouvent jusque dans les meilleurs alimens des substances assimilables à leur mauvaise nature ; y a-t-il disposition prédominante à la formation de la lymphe, il s'en produit toujours de nouvelles si le changement de régime ne contribue pas en même temps à modifier le travail entier de la nutrition, à diminuer la quantité des mauvaises humeurs dans le corps, et à donner une autre direction aux opérations qui constituent l'assimilation. Pour atteindre ce but, les médecins se servent de divers moyens, qu'ils désignent, dans le langage de l'école, sous le nom d'altérans, et parmi lesquels les antimoniaux, les mercuriaux, la chlorure de barium, l'iode, l'extrait de ciguë, le gaïac, jouissent d'une grande renommée. Ils n'oublient pas non plus certaines substances dont l'action porte spécialement sur des systèmes déterminés, comme l'assa-fœtida et la garance. Quand on lit tout ce qui a été écrit dans les livres de médecine sur l'excellence de ces moyens, on est bien surpris de le trouver si peu d'accord avec les résultats de la pratique. On s'estime heureux lorsqu'après des efforts pénibles et soutenus, on voit un engorgement glanduleux se résoudre, mais d'ordinaire on renonce au traitement bien avant qu'il ne soit terminé, si l'on ne veut voir les facultés digestives totalement détruites. Combien de fois ne m'est-il pas arrivé, après avoir soumis pendant plusieurs mois un malade à l'action des médicamens les plus vantés, de finir par déclarer qu'il fallait attendre une révolution climatérique, qui peut-être viendrait modifier heureusement les choses ! Et quand j'obtenais la guérison, que de doutes pour savoir s'il fallait la rapporter aux moyens employés ou à quelque autre circonstance ? Ces doutes ne sont que trop justifiés par l'ignorance complète dans laquelle, malgré le ton dogmatique de nos manuels, nous sommes de la manière d'agir des altérans, d'autant plus que nous n'apercevons pas de crises manifestes, et que, dans d'autres cas analogues, les mêmes remèdes ne nous tirent point d'embarras.

L'empirique seul peut se féliciter du succès, et le rapporter au bon choix qu'il a su faire parmi les drogues de nos pharmacies; mais le médecin qui réfléchit sait bien distinguer les événemens qui ne font que se succéder de ceux entre lesquels il y a réellement un lien de causalité; et, de ce qu'une chose lui a été par hasard utile dans un cas, il ne conclut pas qu'elle doive être également efficace dans cent autres, où, à sa grande surprise, elle ne produirait aucun résultat. C'est une des plaies de notre médecine actuelle que de vanter sans réflexion des moyens pendant et non par l'usage desquels une maladie a disparu dans tel ou tel cas donné.

Depuis dix ans, on opère à Graefenberg des guérisons surprenantes de scrofules. Le point par lequel surtout pèchent les méthodes allopathiques, qui n'ont aucun moyen assuré de modifier le travail de la nutrition, est précisément celui par lequel brille le traitement de Priesnitz. Vivifier l'organe cutané, que la nature elle-même fait servir à l'élimination des mauvaises humeurs, chez les scrofuleux, est le premier et le principal but de ce traitement. La masse des sucs de mauvaise qualité diminue chaque jour par les sueurs, pendant que le

bain froid et la douche stimulent les systèmes nerveux et vasculaire, sans compter l'impression immédiate qu'ils font sur le système lymphatique,
car la peau récèle une multitude de ces vaisseaux,
qui transmettent aux glandes la stimulation qu'ils
ont reçue. Les symptômes locaux des scrofules,
comme gonflemens des glandes et des os, ne sont
pas traités par des emplâtres fondans et des frictions résolutives, qui irritent la peau sans amener
l'effet qu'on désire; ils le sont par des fomentations échauffantes, au-dessous desquelles se développe une vive activité, qui favorise le renouvellement de matériaux nécessaires à la guérison. L'usage
de l'eau froide en boisson, l'exercice en plein air
et la simplicité du régime, concourrent puissamment aussi au but. Des crises, indiquant clairement où le produit morbide réside, terminent le
traitement. On voit et on explique physiologiquement comment la modification s'opère, et l'on
n'est plus sur le terrain mouvant de l'aveugle
empirisme : les ulcères et les caries guérissent
sans que l'estomac soit détérioré par des médicamens, et sans que la ruine de ses fonctions apporte un invincible obstacle à toute nutrition con-
forme aux besoins de la nature.

Que de temps les ulcérations ou éruptions scrofuleuses, même les plus simples, n'exigent-elles pas pour leur guérison, lorsqu'on les traite allopathiquement, et combien n'arrive-t-il pas souvent qu'on doive renoncer à les voir disparaître entièrement ! Mais si fréquemment les reproches qu'on adresse à l'allopathie ne sont point fondés, elle ne saurait échapper à celui de combattre par les méthodes les moins appropriées de toutes les maladies exanthématiques chroniques, tant celles de nature scrofuleuse, que celles qui dépendent d'autres causes. La plupart des éruptions cutanées doivent être considérées comme des efforts critiques de la nature pour expulser du corps des matériaux de mauvaise qualité, en prenant les tégumens extérieurs pour émonctoire. Leurs formes diverses ne sont point une chose accidentelle, mais dépendent des troubles déterminés qu'elles ont pour but de faire cesser. Dans quelques cas, cette dépendance saute aux yeux ; dans d'autres, l'analogie nous autorise à l'admettre, quoique la faiblesse de nos moyens ne nous permette pas de l'apercevoir ; ainsi l'urticaire et la couperose sont la suite de désordres gastriques ; mais on n'a pas encore pu reconnaître en quoi le désordre gastrique auquel succède l'urticaire diffère de celui qui détermine la couperose ou une éruption licheneuse. Les scrofuleux sont sujets au psoriasis, au porrigo, aux dartres, sans qu'on sache pourquoi telle forme plutôt que telle autre se manifeste dans un cas donné. Mais ce que nous savons, c'est que la plupart d'entre elles annoncent un effort critique. Un traitement qui marche sur les traces de la nature doit avoir pour but de favoriser ces crises, ou du moins de ne pas les troubler. Le meilleur de ceux que les allopathes emploient, consiste à régulariser le régime et à faire usage de bains tièdes, auxquels on ajoute du soufre ou autres substances; mais il y a peu de médecins qui s'en tiennent là, et les malades ou leurs parens, impatiens des faibles résultats qu'ils voient se dessiner, exigent qu'on ait recours à des moyens plus énergiques. Ordinairement alors on prescrit des tisanes sudorifiques, les préparations antimoniales, le graphite, la décoction de Zittmann. Aucun de ces remèdes ne produit l'effet dont la nature témoigne si hautement qu'elle a besoin, celui d'éliminer les principes morbides par la peau seule, ou du moins par elle principalement, attendu que, pour la plupart, ils stimulent l'action d'autres organes sécré-

toires, le canal intestinal, les reins, etc., et que
ceux d'entre eux qui agissent comme purgatifs
exercent même par là une influence dérivative sur
les tégumens. Si les bains tièdes ne sont point propres à favoriser le travail critique qui s'opère à la
peau, parce qu'ils relâchent plutôt qu'ils ne forti-
fient, au moins ne troublent-ils pas autant la nature, dans ses efforts curatifs, que ces substances
si actives, qui accroissent l'afflux des humeurs vers
les surfaces sécrétoires intérieures, et les empêchent
de se porter vers l'enveloppe extérieure du corps.
Cette méthode de traitement procure quelquefois,
il est vrai, des résultats en apparence favorables;
l'exanthème disparaît, non parce que les circonstances qui le rendaient nécessaire ont cessé, mais parce
que le nouveau cours imprimé aux humeurs détermine la résorption des matières déposées dans le
produit exanthématique, et les reporte dans le torrent de la circulation : aussi une maladie plus chronique encore ne tarde-t-elle pas à être la conséquence de ces tentatives savantes. Tout ne s'en réunit
pas moins pour porter aux nues l'habileté du médecin, tandis que l'homme qui se contente de ne pas
déranger la nature, de jouer un rôle à-peu-près passif, et de se renfermer dans les bornes de l'expecta-

tion, passe pour un maladroit et un négligent. Il ne faut pas vouloir tout guérir, a dit avec raison un de nos praticiens les plus renommés; mais ces paroles ne trouvent malheureusement guère d'écho parmi les médecins.

La seule indication curative que nous croyons devoir établir, par rapport aux exanthèmes, celle de les fixer à la peau, de favoriser l'élimination des principes morbifiques par les tégumens, de purifier ainsi peu-à-peu la masse des humeurs, et de mettre enfin un terme aux désordres qui rendent ces excrétions nécessaires, ne peut être remplie d'une manière plus sûre et plus complète que par un traitement hydriatrique. L'accroissement de l'activité cutanée auquel donne lieu la provocation de la sueur favorise les efforts de la nature pour déterminer l'apparition d'exanthèmes : l'eau froide ne répercute pas ces exanthèmes, comme on le croit communément; elle en fixe la cause matérielle à la surface du corps par l'impression subite qu'elle occasionne, et la réaction qui vient ensuite accélère le travail d'élimination. Les procédés de Priesnitz font naître des éruptions là où, au commencement du traitement, il n'y avait pas la moindre tendance à en provoquer : on conçoit donc qu'ils favorisent cette tendance, lorsque déjà elle existe. Beaucoup de ces exanthèmes, pour ainsi dire factices, ont un cours déterminé, une période d'invasion, une d'état, et une de dessiccation ; d'autres restent long-temps sans subir le moindre changement, soit parce que la masse des tumeurs renferme encore des substances analogues à celles qui les ont produites, soit parce que l'activité de la peau ne suffit pas pour achever le travail morbide qui lui est confié. Le traitement par l'eau lève ces deux obstacles, sans fatiguer les organes digestifs par des médicamens de toute espèce. De là tant d'exemples de guérisons de dartres opiniâtres, contre lesquelles les eaux minérales les plus célèbres avaient échoué, parce qu'elles ne répondaient pas aux intentions de la nature. S'il est possible encore de donner des secours en pareil cas, c'est de la méthode hydriatrique qu'on doit les attendre, parce qu'elle fait précisément ce que la nature veut, tandis que celles auxquelles les médecins ont eu recours jusqu'ici procèdent en sens inverse. Nous pouvions jadis alléguer pour excuse que nous ne connaissions aucun moyen réellement approprié, bien qu'il eût été en notre pouvoir de tirer parfois un meilleur parti de nos ressources, et qu'il eût été fréquemment mieux encore de ne pas nous en servir; mais aujourd'hui nous sommes en possession d'un procédé meilleur, qui peut être appliqué partout, sinon dans son complet développement, du moins d'une manière partielle.

2° La *chlorose* se rallie d'autant plus naturellement aux scrofules, que les personnes scrofuleuses sont celles qu'elle attaque de préférence à l'âge de la puberté. Elle a de commun avec cette maladie l'irrégularité de la nutrition et la surabondance des sucs blancs. Le sang renferme trop de parties aqueuses et trop peu de cruor : d'où la pâleur des malades, leur faiblesse générale, la facilité avec laquelle le moindre exercice les fatigue. La composition du sang le rendant impropre à une nutrition régulière de l'individu, on ne doit pas être surpris du désordre qui règne dans les fonctions reproductives, et qui explique l'absence ou le défaut de régularité des menstrues. Mais souvent ces troubles de l'appareil génital sont le résultat d'un dérangement dynamique, ou d'une altération organique, et si la chlorose s'ensuit, c'est que la rétention du sang menstruel fait rester une foule de mauvais matériaux dans la masse des humeurs. D'ailleurs, il n'est pas surprenant qu'avec une telle anomalie du liquide nourricier, les fonctions du corps soient troublées, notamment la digestion, la respiration, et même l'innervation, puisque les organes ne reçoivent pas le stimulant naturel qui met en jeu leurs propriétés vitales.

Ainsi, les indications curatives doivent consister avant tout à corriger la masse du sang, à améliorer la nutrition, et, s'il est nécessaire, à régulariser l'action des organes génitaux.

Les médecins sont généralement heureux dans le traitement de cette maladie. Ils possèdent un moyen qui remplit parfaitement les indications, et qui est le fer. Cependant les troubles de la digestion et les mouvemens fébriles assez communs dans la chlorose opposent à l'emploi de ce remède des obstacles qui exigent quelquefois beaucoup de temps pour être écartés. Mais il est toujours fâcheux que la maladie dure long-temps, puisque la nutrition d'organes importans souffre, et que le cœur et les poumons finissent par devenir le siége de lésions organiques, qui tôt ou tard compromettent les jours du sujet. Alors même que les circonstances permettent d'administrer le fer, il y a des cas opiniâtres dans lesquels son emploi produit peu ou point de résultat, sous quelque forme qu'on le prescrive.

Pendant que l'allopathie s'appuie, dans le traitement de la chlorose, sur un moyen empirique, dont, à proprement parler, elle ne connaît point la manière d'agir, l'hydriatrie suit une marche qui satisfait aux indications curatives, et qui, étant parfaitement rationnelle, doit rarement manquer le but. Des sueurs modérées, qu'elle provoque par des draps mouillés, à cause de la faiblesse alors si fréquente, et de l'excitation du système vasculaire; des ablutions ensuite, puis des bains froids, accroissent l'énergie du système nerveux, et par cela même celle de tous les autres organes; des bains de siège et des fomentations excitantes autour du corps stimulent l'action de l'utérus et des organes digestifs, et augmentent l'afflux du sang vers l'appareil génital, but auquel concourent puissamment aussi les bains de pieds froids. Enfin l'exercice en plein air ne peut que contribuer à la guérison, en régularisant la fonction des poumons et en activant la circulation. Les médecins recommandent aussi le grand air et l'exercice; mais comment leurs prescriptions à cet égard sont-elles exécutées dans la vie ordinaire? Si la malade se décide à faire une promenade, elle rentre bientôt pour reprendre l'aiguille. A Graefenberg, tous les malades sont obligés de marcher, et ils le font volontiers. Ajoutons que les traitemens allopathiques laissent subsister long-temps la faiblesse musculaire, qui rend la marche pénible, tandis que le traitement par l'eau la fait promptement disparaître, et permet ainsi de remplir bien plus tôt une condition indispensable à la rapidité de la guérison. Si donc nous préférons cette méthode dans la chlorose, nous croyons être en droit de le faire; une théorie rationnelle explique sans peine les résultats fournis par l'expérience, tandis que tout ce qu'on a dit sur le fer n'est qu'un amas de pures hypothèses.

3° La *syphilis et la maladie mercurielle*. Les traitemens hydriatriques doivent la réputation dont ils jouissent, à juste titre, dans ces maladies, autant à leur incontestable efficacité qu'aux mauvaises méthodes employées par les médecins, dont la plupart se traînent encore dans l'ornière de la vieille routine, malgré les puissans motifs qu'ils devraient avoir d'adopter d'autres règles de conduite.

Pendant plusieurs siècles les médecins n'ont pas

cru qu'il fût possible de guérir la syphilis autrement que par le mercure. Ils ont varié à l'infini les formes de ce métal et les manières de l'employer. Cependant l'exemple d'Ulric de Hutten aurait dû, depuis long-temps, les convaincre que les symptômes vénériens, même les plus opiniâtres, peuvent être guéris sans son secours. Les modernes ont, plus d'une fois, agité cette importante question, mais sans parvenir à renverser un préjugé contre lequel cependant les faits s'élèvent en foule de toutes parts aujourd'hui.

La syphilis ne devient une maladie générale que par l'effet d'un mauvais traitement. La cautérisation des ulcères primitifs, quoique fondée sur un principe rationnel, celui de détruire la matière contagieuse dans le lieu même de son insertion, ne garantit pas sûrement des suites de l'absorption, c'est-à-dire n'empêche pas toujours l'apparition de symptômes secondaires sur d'autres points, notamment dans la gorge, dans le nez, à la peau, etc. Mais elle est bien préférable au traitement mercuriel : celui-ci n'agit sur le poison que pour le faire reparaître plus tard sous une forme plus terrible. Les préparations mercurielles neutralisent, en quelque sorte, le principe contagieux de la syphilis, et forment, pour ainsi dire, avec lui un nouvel amalgame, bien plus dangereux et plus difficile à détruire que la maladie primaire. Ulcères rongeans, gonflemens et caries des os, douleurs qui privent de tout sommeil pendant la nuit, telles sont les suites fréquentes de ces traitemens mercuriels qui ont été tant vantés. Si quelques personnes, çà et là, n'éprouvent pas de tels accidens, on n'en peut rien conclure, car les individus ne sont pas tous affectés de la même manière par les influences morbifiques du dehors, et il en est qui résistent aux plus graves atteintes. Les exemples d'innocuité du mercure fussent-ils même plus communs qu'ils ne le sont, ce ne serait point encore là un motif pour employer sans crainte ce remède, puisque nous n'avons aucun moyen de savoir d'avance si le malade aura la capacité de résister à son action délétère. Le traitement sans mercure, qui consiste à prescrire le repos, à réduire les alimens au strict nécessaire, et à faire usage de tisanes sudorifiques, entremêlées, de temps en temps, d'un purgatif, guérit bien plus sûrement, quoique avec plus de lenteur, et les récidives, qui, du reste, ne se voient pas souvent, sont exemptes de tout mélange mercuriel, par conséquent moins graves et plus faciles à combattre. Il produit même d'excellens effets dans la syphilis secondaire et compliquée d'hydrargyrose, tandis que le traitement par les frictions empoisonne fréquemment le corps entier sans ressource et conduit plus d'un malade à la mort. Que les partisans obstinés du mercure aillent à Graefenberg, ils y trouveront toute une galerie de malheureuses victimes de ce métal, qui ne sont que trop en droit de se plaindre des médecins et de leur art funeste !

Le traitement hydriatrique guérit les symptômes syphilitiques et mercuriels les plus opiniâtres, et avec des phénomènes sur lesquels nous devons attendre que l'expérience se prononce plus amplement avant de chercher à nous en rendre compte. On prétend que le mercure dont les malades ont fait usage, leur sort du corps sous forme métallique, que les affections qu'il a fait cesser momentanément, sans les guérir, reparaissent au bout d'un laps de temps assez court, que la cicatrice des chancres se déchire, et que les gonorrhées recommencent à couler. Peut-être y a-t-il eu nouvelle infection dans les deux derniers cas. Quant à l'élimination du mercure, elle n'est pas aussi invraisemblable qu'elle le semble au premier aperçu, et les travaux de la chimie moderne nous ont révélé des faits attestant que les métaux peuvent rester plus ou moins long-temps engagés dans le tissu de nos organes avant que le travail incessant de l'organisme les entraîne au-dehors par la voie des sécrétions.

Au reste, quelque peu enclin que je sois à approuver l'usage du mercure dans la syphilis, je ne prétends pas qu'aussi long-temps qu'on croira devoir demeurer fidèle aux erremens de la médecine allopathique, il faille s'abstenir de ce métal dans toutes les autres maladies et l'y considérer comme nuisible. Ne peut-il pas, en effet, se trouver d'autres conditions qui permettent à l'organisme de s'en débarrasser après qu'il a produit son effet? L'expérience a prouvé que le mercure est aussi efficace dans les maladies inflammatoires que dangereux dans la syphilis. Dans les maladies aiguës, l'économie animale réagit contre les influences du dehors tout autrement qu'elle ne le fait dans les maladies chroniques, et nous verrons plus tard jusqu'à quel point on est fondé à prononcer, contre l'emploi des moyens allopathiques en pareil cas, une proscription aussi absolue que celle à laquelle ils sont aujourd'hui condamnés par les hydriatres.

On vient de voir que l'allopathie elle-même possède, pour traiter la syphilis sans mercure, une méthode qui suffit parfaitement, même dans les cas opiniâtres. Examinons maintenant les avantages particuliers qui ressortent d'un traitement par l'eau.

D'abord, la simple abstinence, associée aux tisanes sudorifiques, ne procure pas toujours une guérison radicale, et elle expose parfois à des récidives, surtout quand on laisse le malade revenir trop promptement à son régime habituel, après la disparition des symptômes extérieurs. A la vérité, il est difficile de déterminer combien de temps on doit le faire persévérer dans les conditions au milieu desquelles le traitement l'a placé, et l'on doit désirer de mettre le plus tôt possible un terme à ce dernier, parce que l'exiguïté du régime, l'abondance des excrétions par le canal intestinal, la peau, les reins, etc., et le séjour au lit, entraînent une grande débilitation. Aucun de ces inconvéniens n'a lieu dans un traitement hydriatrique. Au lieu d'épuiser ses forces, le malade en recouvre de nouvelles ; dans la méthode allopathique, les crises sont souvent incomplètes, et la maladie disparaît parce que le sol qui l'a supporté n'est plus en état de la nourrir ; elle meurt, mais les signes de sa mort peuvent induire en erreur, et elle peut n'être tombée que dans un état de mort apparente, d'où elle sort au retour des forces ; ici, au contraire, nous avons des sueurs copieuses, et d'abondantes excrétions par les surfaces ulcérées ; l'ennemi, tout plein de vie, est chassé de son siège pour n'y plus revenir. Les ulcérations critiques qui surviennent alors chez le malade sont très considérables ; j'en ai vu, à Graefenberg, qui avaient l'étendue d'une pièce de cent sous, rendaient un pus ichoreux de leur surface sordide et se cicatrisaient avec beaucoup de lenteur ; les alentours sont tendus et irrités, le sujet éprouve du malaise, et il a de la fièvre ; mais j'ai vu aussi plus d'un de ceux qui avaient eu de tels symptômes, partir bien guéris et pleins de vigueur. Le traitement par l'eau guérit les symptômes primaires de la syphilis assez rapidement, les chancres, par exemple, en six semaines environ, pendant lesquelles le malade se trouve souvent parfaitement bien, attendu que quand le mal n'est point encore devenu général, les sueurs journalières dans la couverture procurent à elles seules une crise suffisante.

Malgré les avantages que le traitement par l'eau a incontestablement sur la meilleure des méthodes allopathiques, je pense que celle-ci devra continuer de rester en honneur tant que les établissemens hydriatriques ne seront pas plus multipliés, et parce qu'il y a des constitutions qu'on pourrait se faire un scrupule de soumettre aux procédés de Graefenberg pour de simples ulcérations syphilitiques. Ainsi, par exemple, un sujet atteint d'affections du cœur se trouverait certainement mieux du système d'abstinence, car les traitemens hydriatriques, tels qu'il faut les déployer pour attaquer le syphilis, lui porteraient préjudice. Mais ce n'est point ici le lieu d'examiner tous les cas dans lesquels l'une ou l'autre méthode mériterait la préférence.

4° *Goutte* et *rhumatisme*. La goutte, avec ses diverses modifications, est un problème très difficile, insoluble même, pour la médecine. Elle appartient également à la classe des cachexies. Souvent héréditaire, elle est, dans d'autres cas, le résultat d'un mauvais genre de vie long-temps continué, surtout en ce qui concerne le régime, ou d'un dérangement des fonctions de la peau. Cette dernière cause, comme aussi beaucoup de ses phé

nomènes, lui appartient en commun avec le rhumatisme, de manière que ces maladies ne se dis-
tinguent bien l'une de l'autre que sous leurs
formes aiguës, et que l'on confond fréquemment
ensemble leurs formes chroniques, à cause de la
grande analogie qui existe entre elles. Les symptômes aigus de la goutte sont des efforts critiques de la nature pour faire cesser un mal chronique dépendant d'anomalies déjà anciennes dans
la constitution des humeurs, en déposant des substances de nature particulière sur divers points
du corps, spécialement les articulations, ou les
repoussant à l'extérieur par la voie, soit des urines, soit de la sueur ; tandis que le rhumatisme
aigu attaque les personnes le mieux portantes, à
la suite d'un trouble que les fonctions de la peau
ont éprouvé par l'effet d'une variation brusque
de la température. Au contraire, le rhumatisme
chronique tient souvent, comme la goutte, à une
prédisposition héréditaire, ou bien il est, de
même que toutes les cachexies, la conséquence
d'une cause morbifique qui a long-temps agi sur
le corps, et notamment d'une suppression prolongée des fonctions de l'organe cutané. On observe aussi, dans ce cas, des dérangemens de

l'appareil digestif, qui sont communément regardés comme un effet spécial de la goutte. En tant qu'une des principales causes de la goutte doit être rapportée à un mauvais régime, les organes gastriques sont, sans contredit, ceux qui se trouvent les premiers affectés ; ils sont la voie par laquelle les influences du dehors parviennent à corrompre les humeurs et à porter le désordre dans la nutrition entière ; mais, parce qu'ils souffrent les premiers, leur souffrance ne constitue pas l'essence de la maladie. D'ailleurs, ils reçoivent aussi plus tard de nouvelles atteintes, quand la cachexie arthritique s'est déjà développée, comme il arrive dans toutes les cachexies. En outre, ils souffrent également dans le rhumatisme chronique, bien que leur lésion ne soit pas primitive, puisque les influences nuisibles du dehors portent spécialement sur la peau. Les troubles gastriques qu'on observe dans le cours de ces deux maladies en sont donc la conséquence, et non la cause prochaine.

De même que la goutte aiguë, le rhumatisme aigu se juge par les seuls efforts de la nature, au secours de laquelle l'art ne doit venir qu'avec modération. Ici la maladie entière cesse à la fin de l'accès ; là il n'y a qu'une élimination plus abondante de produits morbides, dont une grande quantité reste encore dans le corps. Lorsque les deux maladies affectent une forme chronique, cette réaction puissante de l'organisme n'a point lieu ; aussi la crise s'opère-t-elle d'une manière incomplète, ou même manque-t-elle entièrement. Souvent aussi, en pareil cas, les phénomènes prennent un caractère d'anomalie, et la force médicatrice de la nature n'est point capable de repousser les matériaux morbides vers la périphérie du corps. C'est alors qu'on voit la goutte attaquer d'autres organes que les articulations, par exemple le canal intestinal, l'appareil respiratoire, et devenir par là fréquemment mortelle, ou les nerfs, les muscles, etc., et se comporter alors de même qu'un rhumatisme chronique fixé sur ces mêmes parties.

L'allopathie s'est posé pour problème, dans la goutte, de mettre fin à l'état cachectique, et par là de tarir la source des accès ; elle regarde avec raison comme inutile tout traitement énergique des affections locales, qu'elle juge même dangereux, et capable seulement de rejeter la maladie sur des organes plus essentiels. Quand la force médicatrice de la nature est encore assez énergique pour déterminer des accès de fièvre qui amènent une crise, les malades, après ces accès, se sentent soulagés, abstraction faite des lésions dont leurs articulations demeurent atteintes, et ils oublient aisément la nécessité d'en prévenir de nouveaux par des moyens aptes à détruire la cachexie. Plus l'état cachectique est prononcé, plus la nature rapproche ses efforts critiques; mais, comme la réaction organique s'en trouve inévitablement affaiblie de plus en plus, les accès de fièvre deviennent bientôt plus incomplets, et les affections locales moins vives; les uns et les autres perdent leur caractère de crise, et la position du malade s'aggrave de plus en plus. Pour combattre la cachexie, l'allopathie s'occupe surtout de régulariser les fonctions des organes digestifs, de la peau et des reins. Elle administre des fondans, des diurétiques, des sudorifiques; elle prescrit un régime sévère, et cependant elle n'obtient qu'un faible résultat, parce qu'elle attache toujours trop d'importance aux troubles de la digestion, parce qu'elle s'occupe surtout des symptômes prédominans, parce qu'elle perd trop souvent de vue le point principal, qui est de corriger la masse des humeurs, de ramener la nutrition à l'état normal, et d'accroître ainsi le pouvoir réactionnaire. Si la langue est chargée, l'appétit faible, le ventre gonflé, la constipation opiniâtre, elle a recours aux évacuans pour chasser les matières accumulées dans le canal intestinal; mais comme ces matières ne sont pas la cause de la maladie, qu'elles en sont plutôt un produit, les moyens qu'elle emploie ont peu de succès; dans les cas les plus heureux, ils ne font disparaître que les accidens qui sautent aux yeux, et l'état général demeure toujours le même. L'usage prolongé des évacuans débarrasse sans doute la masse des humeurs d'une certaine quantité de mauvais matériaux, surtout lorsqu'on y associe des diurétiques, des sudorifiques et des bains tièdes; il s'ensuit un peu de soulagement, qui dure jusqu'à ce que la nutrition, réduite à des conditions anomales, ait accumulé de nouveau les produits morbides, et par là ramené de nouveau les tristes scènes du passé. Pour dernière ressource on invoque les eaux minérales de Carlsbad, de Tœplitz, de Warmbrunn, de Nenndorf, de Vichy, etc. Celles de Carslbad, entre autres, jouissent d'une grande efficacité; elles ont plus qu'aucun autre de nos dissolvans, la faculté de débarrasser le corps d'une foule de substances morbides, et même d'exercer une profonde influence sur tout le travail de la digestion ; les autres agissent plus particulièrement sur la peau, et contribuent à corriger la masse des humeurs, en exaltant les fonctions de cet organe. Mais l'expérience démontre que le soulagement procuré par ces diverses eaux n'est pas durable dans la goutte, et que l'ancien état de choses ne tarde pas à reparaître : elles n'attaquent point le mal à sa racine.

Le principal avantage du traitement par l'eau sur toutes les autres méthodes jusqu'ici recommandées contre la goutte, tient encore ici à ce qu'il permet de suivre précisément la voie que la nature nous indique être la seule pour arriver à la guérison, c'est-à-dire, de provoquer une fièvre critique par laquelle le produit morbide soit rejeté au dehors. L'un des grands inconvéniens de la goutte dépend de ce que, dans beaucoup de cas, la force médiatrice de la nature baisse assez pour qu'il ne puisse plus 'survenir d'accès fébriles capables d'amener une élimination critique abondante; les gonflemens articulaires sont d'un rouge pâle et pâteux, les sueurs insuffisantes, les urines à peine sédimenteuses, ou même sans dépôt, et les médicamens ne peuvent plus déterminer des effets pour la manifestation desquels l'activité de l'organisme se montre impuissante. Mais, dans le traitement par l'eau, les sueurs corrigent la masse des humeurs, le bain froid stimule le système nerveux, l'exercice, joint à un régime analeptique, relève, dès le principe, les forces du corps, et avec elle la puissance médicatrice de la nature, ce qui permet l'apparition de phénomènes fébriles critiques. Le redoublement d'activité que cette méthode procure à la peau présente encore ce grand avantage, que le produit morbide ne se dépose pas au milieu du tissu des organes, comme il le fait dans les accès aigus de goutte, de sorte qu'on n'observe pas ces tuméfactions chroniques des articulations, cette rigidité des tendons, cet engorgement des gaînes fibreuses, qui empêchent le malade de faire usage de ses membres, et qui le mettent dans un état voisin de la paralysie; loin de là, la matière morbide s'échappe tout entière du corps par la sueur et par la suppuration des ulcères.

Mais, même dans les traitemens hydriatriques, il il est souvent difficile de provoquer une fièvre critique lorsque l'atonie du corps a déjà atteint un haut degré. On s'est quelquefois bien trouvé de passer des heures entières dans le bain dégourdi, même chez des sujets sur lesquels la douche semblait ne pouvoir plus exercer d'action.

Cette provocation d'une fièvre critique qui, dans les maladies chroniques, procure le résultat auquel l'organisme arrive presque toujours sans nul secours dans les maladies aiguës, a d'autant plus d'importance dans la goutte, que la nature elle-même nous en montre la nécessité, quand cette affection suit son cours régulier. Comment remplirait-on une telle indication par des fondans, par des eaux minérales ? Tous ces moyens ne font qu'affaiblir la maladie en débilitant le corps, et lorsque celui-ci recouvre de l'énergie, l'état pathologique se prononce aussi de nouveau. On parviendrait peut-être à guérir la goutte par les eaux de Carlsbad, s'il y avait un homme capable d'en supporter l'action aussi long-temps qu'elle serait nécessaire pour opérer une guérison radicale ; mais il est probable que le sujet et la maladie succomberaient tous deux la plupart du temps avant que ce moment heureux fût arrivé.

Quant à la question des récidives, l'expérience nous apprendra si ceux que l'eau rétablit en sont exempts. Elle donne à la peau le pouvoir de résister

plus efficacement aux influences nuisibles du dehors, et sous ce rapport elle devrait sans doute
mettre à l'abri des rechutes. Une autre circonstance
non moins favorable, est que la guérison n'a rien de
forcé, qu'elle est l'œuvre de la nature elle-même,
dont la faculté de réagir a pris plus d'extension, et
qu'en conséquence elle est plus radicale.

La rationalité du traitement hydriatrique n'est
pas moins évidente dans les symptômes divers de
la goutte, que dans la goutte en général. On emploie l'enveloppement dans des draps mouillés,
les bains de siège et l'eau à l'intérieur, contre les
accès aigus, afin de modérer la fièvre et de la faire
tomber à un degré qui permette aux éliminations
critiques de s'accomplir. On couvre les parties
souffrantes, articulations, etc., de fomentations
excitantes, parce qu'en activant la sécrétion à la
peau, on diminue la tendance aux dépôts au-dessous
d'elle. Le médecin, comme l'homme du monde,
frissonne malgré lui quand il entend parler de
linges mouillés et froids à étendre sur une partie
attaquée de la goutte ; mais, toute crainte cesse
lorsqu'on se rappelle ce qui a été dit précédemment
du mode d'action de ces applications, qu'elles s'é-
chauffent bien promptement, qu'elles sont douées

d'une puissante propriété réchauffante, stimulante, qui fait d'elles un des moyens les plus sûrs pour fixer le mal sur la partie qu'il occupe, et en prévenir la rétrocession.

Les sueurs et le bain froid jouent aussi un grand rôle dans les formes chroniques de la goutte. Lorsque les dépôts arthritiques ont comme frappé un membre de paralysie, la douche, employée même localement, est un excellent moyen curatif, en ce qu'elle facilite la rentrée dans la masse des humeurs de tout ce qui est encore susceptible d'être résorbé, et le rend par conséquent apte à être expulsé ensuite par les ulcérations et les sueurs. Elle détermine aussi parfois, dans les nodosités arthritiques, une irritation telle qu'elles s'enflamment, suppurent et finissent par disparaître. On comprend qu'il ne faut pas négliger l'usage de l'eau à l'intérieur, où elle agit comme diluant des impuretés contenues dans le canal intestinal, et en général comme correctif des humeurs.

L'affinité qui existe entre la goutte et le rhumatisme chronique, fait qu'il me reste peu de chose à dire de ce dernier. Il s'agit également, dans cette maladie, d'éloigner des substances de mauvaise qualité, qui exigent d'autant plus impérieusement le traitement hydriatique, que la suppression ou l'insuffisance des fonctions de la peau prend plus de part ici à leur production que dans la goutte. La guérison a lieu d'autant plus sûrement, que le rhumatisme n'a souvent pas une opiniâtreté comparable à celle de la goutte ; d'ailleurs, la revivification des tégumens, qui résulte du traitement, est ici un d'autant meilleur moyen d'arriver au but, que les matériaux morbides du rhumatisme semblent sortir par la peau plus aisément que ceux de la goutte, qui, de leur côté, paraissent avoir une affinité spéciale pour d'autres organes, notamment les reins. En outre, les exsudations rhumatismales, telles qu'on les observe autour des articulations, sont plus faciles à résoudre, à cause de leur analogie plus grande avec les tissus organiques, ce qui fait que les gonflemens articulaires dus à une cause rhumatismale cèdent souvent au traitement par l'eau, après avoir résisté à toute autre méthode.

5° *Hydropisie.* On ne peut espérer la guérison radicale de cette maladie que quand elle ne dépend pas, comme il arrive presque toujours, de lésions organiques, et qu'elle ne reconnaît pour cause qu'une aberration morbide des fonctions de la peau, ainsi qu'il arrive quelquefois dans le rhumatisme et après la scarlatine. Les médecins ont coutume alors d'accorder une grande confiance aux diurétiques, qui produisent souvent de bons effets, mais qui fréquemment aussi ne sont suivis d'aucun résultat. Lorsque la cause est bien évidente, il va sans dire qu'on doit commencer par la combattre, c'est-à-dire par régulariser les fonctions de la peau. Les médicamens internes ne conduisent guère au but; mais on y arrive en enveloppant le malade dans une couverture de laine et le plongeant ensuite tout en sueur dans le bain froid, ou, s'il a de la fièvre, en l'entourant de draps mouillés et lui faisant des ablutions avec de l'eau dégourdie; les sueurs deviennent plus abondantes, les collections de sérosité diminuent, et la santé finit par se rétablir.

6° *L'obésité* se rattache en général à une cause profonde. Elle tient à ce que la masse du sang est surchargée de substances hydrogéno-carbonées, dont la nature cherche à se débarrasser, quand la faculté de réagir est encore suffisante, en la déposant, sous forme de graisse, dans le tissu

cellulaire sous-cutané, et souvent aussi dans le
tissu d'organes importans. Il y a long-temps déjà
qu'on a reconnu l'insuffisance des procédés allopathiques, et même des eaux minérales les plus
énergiques, contre cet état morbide. On parvient
bien à diminuer un peu l'embonpoint; mais, dès
que le traitement cesse, les choses reviennent
promptement au même état que par le passé. L'indication curative, qui consiste à modifier le travail de la nutrition et à corriger la masse des humeurs, est mieux remplie par les méthodes hydriatriques que par aucune autre; mais il faut ici,
quand on les applique, observer toutes les précautions et toutes les règles qui sont prescrites par la
simultanéité de la pléthore et d'une mauvaise constitution des humeurs. Les sécrétions dépassent
aisément les bornes ordinaires chez les malades, en
sorte qu'on doit éviter autant que possible les fortes crises, parce qu'elles entraîneraient l'épuisement des forces, en faisant perdre une trop grande
quantité de liquides. Le changement de genre de
vie, l'exercice continuel en plein air, et l'usage de
l'eau fraîche contribuent d'une manière spéciale à
améliorer la masse des humeurs, par conséquent
à diminuer la production de la graisse, tandis que

les autres actes du traitement réduisent peu-à-peu
celle qui existe déjà.

B. *Maladies chroniques du bas-ventre.*

Sous cette dénomination, on désigne les maladies
de ceux des organes digestifs qui sont contenus dans
la cavité abdominale, de l'estomac, du canal intestinal et des glandes accessoires, bien qu'à la rigueur
elle dût s'appliquer aussi à celles des organes uri-
naires et génitaux internes. En nous conformant
au langage populaire, et nous bornant ici à examiner les traitemens des affections chroniques de
l'appareil digestif, nous abordons un champ qui,
bien que largement travaillé par les médecins,
laisse encore d'abondantes glanures à recueillir. Les
organes de la digestion ont une structure compliquée, et leurs divers tissus sont exposés chacun
à des lésions propres ; ils reçoivent leurs nerfs du
système ganglionaire, dont la faculté conductrice
bornée fait que les changemens survenus n'arrivent pas à la connaissance du malade, ou n'y parviennent que d'une manière très vague, de sorte
que les renseignemens fournis par le sujet ne suffisent pas pour éclairer le médecin sur la nature
du mal qu'il éprouve. Ces deux circonstances,
jointes à l'influence que les maladies du bas-ven-

tre exercent si souvent sur le moral de celui qui en est atteint, rendent le traitement fort difficile. Les médecins qui prennent pour guide leurs manuels et non l'expérience, passent d'un médicament à un autre, attribuant la maladie à l'irritation des nerfs, à la faiblesse, à la pléthore du système de la veine porte, à une phlegmasie chronique, à des engorgemens. Les gens du monde sont enclins à accuser les nerfs, ou la faiblesse, de tous les maux qu'ils éprouvent, et le langage des médecins, comme leurs actions, prouvent qu'ils ne sont pas éloignés d'admettre ces deux causes, qui pourtant sont rares à rencontrer, mais qui ont l'avantage d'être très commodes pour eux, et de n'exiger aucun effort de méditation. Les nervins, les fortifians, les toniques, sont si nombreux qu'il n'y a, pour ainsi dire, qu'à tendre la main, et qu'on ne concevrait pas la fréquence des affections nerveuses, si l'on ne savait pas que tous ces moyens, au lieu de guérir, épuisent l'excitabilité si nécessaire au travail de la guérison, et ne font en réalité que jeter de l'huile sur le feu. Voilà comment un léger désordre des fonctions digestives, qui a été amené par une série d'écarts de régime, une vie trop sédentaire ou le défaut d'action de la peau, et qui s'annonce par la diminution de l'appétit, l'état suburral de la langue, un sentiment de tension dans le ventre, des gargouillemens, des borborygmes, l'irrégularité des déjections alvines, etc., devient peu-à-peu une maladie de plus en plus grave, lorsque, comme le font tant d'empiriques, on emploie, pour remédier à la faiblesse dont naturellement alors les sujets se plaignent, une foule de fortifians dirigés contre un prétendu état nerveux ou une prétendue débilité des organes digestifs, qui cependant sont affectés d'une toute autre manière. En général, une disproportion entre les substances ingérées et les matières expulsées du corps a été la cause première de l'irrégularité qui s'est manifestée dans la sécrétion de la membrane muqueuse gastrique et intestinale ; cette irrégularité s'accroît lorsque la peau fonctionne mal, et qu'un genre de vie sédentaire gêne la circulation dans le système de la veine porte ; le sang se distribue d'une manière inégale, et il s'accumule dans certains organes, dont les fonctions sont troublées par là. Toutes ces circonstances influent sans doute sur les nerfs, puisque les nerfs d'un organe malade participent toujours à ses souffrances ; mais les nerfs ne sont affectés que d'une manière secondaire. Un médecin sage commence, avant tout, par régler le régime, les alimens, les boissons, l'exercice ; il cherche à évacuer les produits sécrétoires accumulés, par des moyens doux, et ses efforts tendent à rétablir l'ordre et l'harmonie dans toutes les fonctions : alors seulement, s'il est absolument nécessaire de fortifier, on peut recourir aux toniques, qui, administrés plus tôt, arrêteraient les sécrétions, au lieu de les corriger ; mais, en général, dès que la maladie a été écartée, les forces reviennent d'elles-mêmes.

Le meilleur même de tous les traitemens allopathiques a son mauvais côté dans les maladies du bas-ventre, et ce défaut tient à l'usage qu'on fait de médicamens. C'est effectivement une triste nécessité que d'être obligé de confier à l'estomac, dont la fonction a cessé ou s'exécute mal, des substances qui ne peuvent exercer leur action qu'après avoir été décomposées. Ce travail est si pénible, à l'égard d'un grand nombre de médicamens, mixtures, poudres et pilules, qu'il réduit à rien les avantages qu'on serait en droit d'attendre de ces agens. Quand une telle méthode a été suivie pendant des mois ou des années, dans quel état doit se trouver la digestion ? Mais, en

supposant même que nous nous exagérions la portée de cette circonstance, est-il possible de justifier sous un autre point de vue la marche que suit
la médecine ordinaire? Est-ce donc guérir que de
prescrire à un malade constipé une boîte de pilules, dont il doit prendre assez pour se procurer
une selle toutes les vingt-quatre ou quarante-huit
heures? En procédant ainsi, on écarte momentanément un symptôme, mais on ne fait rien contre
l'état morbide dont il est la conséquence. A quoi
bon activer pour un instant la sécrétion du foie et
du canal intestinal, quand les choses en reviennent
au même point dès que le remède cesse d'agir,
parce qu'on n'a point détruit les conditions plus
générales qui s'opposaient à ce que l'organe remplit ses fonctions d'une manière normale? Non-
seulement on n'est pas utile, mais on nuit : on ir-
rite l'organe, et l'on n'arrive pas au but qu'on se
proposait; le foie et le canal intestinal sécrètent,
par l'effet de l'irritation temporaire à laquelle ils
sont soumis, mais la sécrétion n'est normale ni
sous le rapport de la quantité, ni sous celui des
qualités. Si, au contraire, la nature cherche à éloigner ce qui la gène, en provoquant des sécrétions
plus abondantes, une diarrhée, arrêter ce flux de

ventre, c'est opposer un obstacle à la guérison, et cependant cette méthode est mise chaque jour en pratique. Comment donc doit-on s'y prendre pour guérir? La réponse est toute simple : il faut épargner autant que possible les organes eux-mêmes, éviter d'agir immédiatement sur eux, et recourir de préférence à la dérivation. Dans les maladies de la poitrine et de la tête, on agit fréquemment sur le canal intestinal, afin d'exercer sur lui une influence dérivative : dans celles des organes du bas-ventre, on ne peut dériver que vers la peau, qui est liée avec ces organes par une si étroite sympathie, et de la suspension des fonctions de laquelle dépendent la plupart du temps les lésions dont ils sont frappés. Les bons médecins n'ont jamais négligé ce traitement dérivatif; mais les moyens manquent pour lui donner le degré nécessaire d'énergie; les suppurations provoquées à la peau n'influent en général que sur les affections locales sous-jacentes, et, comme nous l'avons déjà dit, les bains chauds procurent rarement les résultats dont on se flattait. Quel prix ne doit-on donc pas attacher à une méthode qui, en détournant le travail morbide du siège sur lequel il s'est fixé, ne met en contact avec la surface interne des organes digestifs que de l'eau pure, le plus innocent et le plus doux de tous les dissolvans? La valeur de cette méthode ressort mieux encore quand on la compare aux moyens de l'allopathie dans celles des maladies chroniques des organes abdominaux qui se présentent le plus fréquemment à l'observation.

1° *Hypocondrie.* Cette maladie, qu'on a si souvent le tort de considérer comme une affection nerveuse, tient, dans la majorité des cas, surtout chez les hommes, à la surabondance et à la circulation irrégulière du sang dans le système de la veine porte et la portion de l'appareil digestif où plongent les racines de cette veine. Il suit de là que l'action régulière de ces organes est troublée, que les diverses sécrétions, tantôt augmentées, tantôt diminuées, perdent leurs caractères habituels, que tout le travail de la digestion languit, et que le malade éprouve, soit dans le foie et la rate, soit dans les diverses régions du tube alimentaire, une foule de sensations désagréables que l'imparfaite faculté conductrice des nerfs ganglionaires ne leur permet pas de transmettre nettement au cerveau. Ces sensations vagues, ce malaise continuel, dont le malade ne peut faire une peinture exacte, réagissent d'une manière fâcheuse sur son moral, assombrissent son humeur, lui font perdre l'espérance, et lui présentent tous les objets sous un faux jour. Ce qu'il y a de bizarre et d'obscur dans son état le porte à voir du danger partout où il n'y en a point; il craint d'être négligé ou mal traité.

L'état que le malade se représente toujours comme dangereux, n'éveille pas les mêmes soucis chez le médecin; mais celui-ci doit bien se garder de croire qu'il n'a sous les yeux qu'une maladie imaginaire, car cette erreur le conduirait à des fautes grossières dans le traitement. Les connaissances qu'il a dû acquérir sur la physiologie du système ganglionaire lui expliquent tout ce qu'il y a de singulier dans les récits du malade, et les symptômes qui tombent sous ses sens sont un guide sûr pour découvrir s'il existe ou non des troubles matériels considérables auxquels doivent être rapportées les plaintes dont ses oreilles sont incessamment frappées (1). Mais comme il est plus facile d'admettre une anomalie de l'innervation que de reconnaître les lésions organiques, on sup-

(1) Esquirol, *Des maladies mentales*, Paris, 1838, t. 1⁸ʳ, page 160.

pose, en général, celles-ci bien plus rares qu'elles ne le sont réellement, et l'on s'empresse d'administrer l'assa-fœtida, le castoreum, la camomille, la valériane, le trèfle d'eau, le quassia amara, l'écorce d'orange, la gentiane, etc., dont le malade ne retire pas le moindre avantage, ses souffrances et sa tristesse ne faisant que croître. Les exemples fourmillent de tous côtés, car malheureusement le zèle des médecins à prescrire des drogues rivalise avec l'empressement des malades à en consommer, et la ruine complète de l'estomac en est l'inévitable conséquence. Les meilleurs traitemens eux-mêmes produisent peu d'effet; les eaux célèbres de Carlsbard, de Marienbad, d'Eger, de Kissingen, soulagent pour quelque temps, mais rien de plus; la maladie est redevenue la même au bout de quelques mois, parce qu'elle n'a été que palliée, et c'est ce qui explique le conseil donné par tous les inspecteurs d'eaux minérales, d'y revenir la saison suivante.

2° *Spasmes d'estomac.* Cette maladie partage le sort de beaucoup d'autres; trop souvent on en méconnaît la nature, et on la traite mal. Accoutumés à regarder le spasme comme une affection nerveuse, les médecins n'ont que trop de propension à lui assigner ce caractère, bien qu'il ne lui arrive peut-être pas une seule fois sur cinquante de le présenter réellement. La plupart du temps elle est la conséquence d'une congestion , ou , comme on dit, d'une phlegmasie chronique. Chaque fois que le sujet prend des alimens qui, par leur consistance ou leurs propriétés chimiques, irritent les parois malades de l'estomac, il éprouve, pendant des heures entières, des resserremens douloureux de cet organe, avec nausées et vomissemens, ou un sentiment très pénible de pesanteur. Si l'on reconnaît la nature du mal, et qu'on évite le plus soigneusement possible tous les excitans, on ne nuit du moins pas, et l'on procure même un grand soulagement, bien qu'il soit impossible, par ces seuls moyens , de prévenir les progrès du mal et de l'arrêter. On a recours aux émissions sanguines, on administre de doux laxatifs, parce que les malades sont constipés pour la plupart ; on ne leur permet que des alimens faciles à digérer, et, si les douleurs ne cessent pas, on prescrit des antispasmodiques, le bismusth, le zinc, l'extrait de jusquiame, l'acide hydrocyanique, même l'opium. Sous l'influence de ces moyens, les douleurs se dissipent, le malade recouvre la faculté de digérer des alimens plus lourds, et il se croit guéri ; mais il ne l'est pas ; on n'a fait qu'émousser la sensibilité des nerfs, et un moment arrive où les accès reparaissent plus violens que jamais, parce qu'il s'est opéré des changemens matériels dans le tissu de l'estomac. Alors, tous les secours de la médecine sont impuissans, et l'induration passe à l'état cancéreux. Si la maladie n'a pas même été reconnue, on diminue bien la sensibilité par les moyens que la matière médicale fournit en grand nombre ; mais comme on ne fait rien pour combattre la phlegmasie chronique, la dégénérescence des tissus s'accomplit plus rapidement, et le malade arrive plus vite au terme de son existence. N'eût-il même été question que d'une simple affection nerveuse, le traitement ordinaire peut-il satisfaire le médecin qui réfléchit ? C'est un point que nous examinerons plus loin.

3° *Hémorrhoïdes.* Les hémorrhoïdes sont regardées comme la cause d'innombrables maladies nerveuses. D'après les idées reçues, elles se jettent sur toutes les régions du corps. Sujet d'effroi pour les malades, elles couvrent souvent les erreurs de diagnostic dans lesquelles tombent les méde-

cins. Que sont donc ces hémorrhoïdes si redoutées? Elles sont la suite de l'afflux d'une trop
grande quantité de sang vers le bas ventre, et
surtout vers les veines qui vont du canal intestinal à la veine porte : ces veines se dilatent à leur
extrémité inférieure, et produisent des tumeurs
qui, au fond, ne diffèrent pas des varices qu'on
observe ailleurs, par exemple au cordon sperma-
tique et aux jambes, car elles dépendent, comme
celles-ci, d'un obstacle à la libre circulation du
sang. De même que ces dernières ne se déplacent
pas, de même on ne peut admettre une métastase
des hémorrhoïdes, et une si grave erreur n'a pu
s'impatroniser en médecine, qu'au grand détriment
des malades. On a imaginé un traitement presque spécifique contre les hémorrhoïdes, et on
l'applique partout où l'on se croit en droit d'admettre une cause hémorrhoïdale. S'il existe un
crachement de sang chez une personne à l'anus
de laquelle se voient des tumeurs hémorrhoïdaires, on dit que les hémorrhoïdes se sont jetées
sur la poitrine, on applique des sangsues à l'anus,
ou même on se contente de prescrire du soufre
en poudre, et l'on oublie de combattre l'affection
dont les poumons sont atteints. Si un sujet hé-

morrhoïdaire tousse, ou s'il éprouve des congestions vers la tête, c'est encore la même cause
qu'on accuse et le soufre que l'on emploie. Le
mal qui résulte d'une si malencontreuse théorie
est incalculable.

Les hémorrhoïdes sont bien plus souvent la
conséquence que la cause d'autres maladies. Leur
origine se rapporte fréquemment à la pléthore
abdominale, et naturellement alors elle se confond avec celle des autres souffrances auxquelles
le malade est en proie. La cause de cette pléthore
varie beaucoup ; tantôt elle tient à une prédisposition héréditaire, tantôt elle dépend d'un changement morbide des organes à travers lesquels
circule le sang de la veine porte, ou d'un défaut
de proportion entre les sécrétions et excrétions
du canal digestif et les substances qui y sont journellement introduites ; enfin, certaines maladies
des organes thoraciques, des poumons et du
cœur, gênant la petite circulation, réagissent aussi
sur celle du bas ventre, et d'autant plus vivement
qu'ici le cours du sang est ralenti par des circonstances de diverses espèces. Voilà pourquoi
les sujets atteints de maladies des poumons ou du
cœur se plaignent si souvent d'hémorrhoïdes,

qui , chez eux , sont un effet et non une cause. On ne saurait croire combien il se commet à cet égard d'erreurs de diagnostic , et par conséquent aussi de thérapeutique , qu'on cherche cependant à justifier par des raisonnemens plus ou moins captieux. Qu'un malade vienne à cracher du sang en abondance, la déplétion qu'éprouve la petite circulation doit s'étendre aux vaisseaux du bas-ventre, en sorte que les hémorrhoïdes diminuent ou disparaissent ; mais on conclut que celles-ci se sont jetées sur la poitrine, ou bien on s'autorise des bons effets que le soufre et la crème de tartre déterminent, à l'instar de tous les laxatifs, dans les congestions vers la poitrine ou la tête, pour supposer que celles-ci sont de nature hémorrhoïdale. Non : le crachement de sang et les hémorrhoïdes sont alors, comme beaucoup d'autres symptômes concomitans qu'on met également sur le compte des hémorrhoïdes, la conséquence de l'accumulation du sang dans les organes de la poitrine et du bas ventre ; mais, la ténuité et la délicatesse des vaisseaux de la poitrine rendent la transsudation du sang à travers leurs parois beaucoup plus facile qu'à travers celles des vaisseaux du bas ventre, et c'est avec raison que la méde-

cine allopathique cherche à prévenir la première,
à favoriser la seconde ; car, du côté du rectum,
l'évacuation n'a pas les dangers qu'elle entraîne
dans un organe aussi essentiel à la vie que le pou·
mon, et obligé comme lui à un déploiement continuel d'activité.

Quant au traitement des affections du bas-ventre
qui accompagnent ordinairement les hémorrhoïdes, quoiqu'elles ne soient pas provoquées par
elles, l'indication qu'on cherche à remplir, celle
de diminuer la masse des tumeurs dans les organes
qui en contiennent trop, est parfaitement rationnelle. On applique pour cela des sangsues à l'anus,
soit pour soustraire du sang, soit pour l'appeler
en plus grande quantité dans les veines disten-
dues, et déterminer sa transsudation à travers
leurs parois, c'est-à-dire, un flux hémorrhoïdal.
A ce moyen on associe l'usage intérieur de substances qui sollicitent la sécrétion de la membrane
muqueuse du canal intestinal, du rectum principalement, et provoquent ainsi une évacuation
semblable à celle que la nature amène souvent
d'elle-même, lorsqu'elle fait naître ce qu'on appelle
des hémorrhoïdes muqueuses. Les meilleurs médicamens pour arriver à cette fin sont les sels neu-

tres, et surtout le soufre : il faut rejeter sans hésitation les drastiques, tels que l'aloès et le jalap,
malgré l'emploi assez fréquent qu'on en fait. Mais
ce traitement a de grands inconvéniens. Il s'agit ici
non pas d'une pléthore générale, mais d'une congestion purement locale ; par conséquent les émissions sanguines portent souvent atteinte aux forces
des malades, et le flux hémorrhoïdal lui-même,
malgré le soulagement local qu'il procure, peut
fréquemment réagir d'une manière fâcheuse sur le
corps entier : les laxatifs ne produisent pas non
plus tout l'effet qu'on devrait attendre d'eux, parce
qu'en irritant, ils accroissent l'afflux du sang
vers les organes, ce qui compense et au-delà les
résultats avantageux des évacuations qu'ils déterminent; en ce qui concerne le soufre, il ne déploie pas toujours son action spécifique, et quand
on en fait usage pendant long-temps, il ne manque
pas d'augmenter les désordres dans l'appareil digestif. Les eaux minérales, celles de la Bohême
principalement, sont la dernière ressource des
malades favorisés du côté de la fortune; les moins
heureux sont obligés de supporter patiemment
leur sort, et trop souvent de le voir aggravé par
le zèle inconsidéré des médecins, tandis que les

autres trouvent, sinon une guérison radicale, du moins un certain soulagement.

Le traitement hydriatrique obvie-t-il à tous ces inconvéniens? La théorie et l'expérience nous apprennent ce qu'on peut attendre de lui dans les affections du bas-ventre. Débarrasser le corps des humeurs surabondantes ou de mauvaise qualité, régulariser l'action des vaisseaux et des nerfs, et ramener par là l'harmonie dans les fonctions de l'appareil digestif, tel est le but que l'on doit se proposer quand on procède au traitement de ces maladies. L'allopathie emploie, pour y parvenir, des évacuans, des stimulans, des excitans, des calmans, des moyens chimiques dont l'action porte directement sur les liquides de l'organisme, et, dans le choix qu'elle fait, elle se laisse guider plus par les symptômes prédominans que par l'appréciation de l'état morbide considéré dans tout son ensemble. Nous venons d'appeler l'attention sur les vices de cette méthode, sur les inconvéniens des substances médicamenteuses en général dans cette classe de maladies, et nous avons fait voir aussi toutes les funestes conséquences qu'une erreur de diagnostic peut entraîner. Nous n'imiterons pas ceux qui disent, à l'honneur du traitement hydriatrique, qu'il n'exige point un diagnostic aussi rigoureux, l'erreur ne pouvant jamais alors être aussi grave que quand on oppose des irritans à une phlegmasie chronique, car une connaissance exacte des maladies est toujours indispensable, à quelque méthode qu'on se propose de recourir ; mais son grand avantage consiste en ce qu'il n'exerce presque pas d'action immédiate sur les organes malades, en ce qu'il ne s'attache pas spécialement aux symptômes, en ce qu'il ne cherche pas à rétablir l'appétit de force, avant que l'estomac ait recouvré la santé, en ce qu'il ne tend pas à irriter l'intestin et le foie malades, pour les obliger à sécréter, ce qui ne peut manquer de les rendre plus malades encore qu'ils ne le sont déjà. Son but est de remédier au mauvais état des organes digestifs, en agissant sur l'organisme entier, et régularisant chaque fonction, après avoir ramené l'ordre et l'harmonie dans tout l'ensemble de l'organisme. La liaison intime des fonctions du foie et des membranes muqueuses internes avec celles de la peau, fait que le meilleur moyen de remplir à-la-fois toutes les indications, est de détourner le travail morbide vers ce dernier organe. On ne peut mieux remédier à la pléthore, aux stases du sang dans le système de la veine porte, aux congestions vers telle ou telle partie, qu'en appelant les humeurs à la peau, et les y distribuant avec régularité: or, c'est ce qu'on obtient par la provocation des sueurs, surtout quand on y a préparé les tégumens par des lotions froides. S'il existe un moyen de guérir les phlegmasies chroniques et même d'en prévenir les tristes conséquences, c'est-à-dire les exsudations dans le tissu des organes du bas-ventre, ce ne peut être qu'en détournant les sucs du théâtre sur lequel ces transformations tendent à s'opérer, en les amenant ailleurs, et la méthode la plus efficace est celle des sueurs, suivies du bain froid, de la douche et du bain de siège.

Nos laxatifs, nos fondans, nos eaux minérales font précisément le contraire. Ils augmentent l'afflux des humeurs vers le point malade, et ils irritent ce point, ce qui explique pourquoi, quand les organes de la digestion ont déjà subi une dégénérescence de tissu, les plus énergiques d'entre ces moyens, notamment les eaux de Carlsbard, déterminent une aggravation très prononcée. Le seul remède interne que les traitemens hydriatriques mettent en rapport immédiat avec les organes ma-

lades, est l'eau froide, le plus doux de tous les dissolvans, qui ne les sollicite jamais à déployer une
action capable d'exercer sur eux une influence nuisible, et qui contribue aussi doucement que possible à ranimer et à régulariser les fonctions, pourvu toutefois qu'on n'aille pas, par excès de zèle,
outrepasser les bornes que la prudence prescrit.

Quoique la méthode hydriatrique cherche à
guérir les maladies chroniques des organes digestifs en opérant une révolution générale dans
l'économie, elle ne néglige pas non plus certains
symptômes qui sont fort à charge aux malades.
Elle s'efforce d'entretenir le ventre libre, d'arrêter
ou de favoriser la diarrhée, de faire cesser les affections spasmodiques de l'estomac et du canal intestinal. Sans doute elle n'y parvient pas toujours
aussi vite que la médecine allopathique avec ses
médicamens, mais du moins n'entraîne-t-elle
aucun des inconvéniens qui sont inséparables de
ces derniers, quand elle a recours aux lavemens
froids, aux fomentations réchauffantes sur le bas-
ventre, et surtout aux bains de siège. Ce que les
médecins cherchent à obtenir par le castoréum,
l'assa, la valériane, la camomille et les teintures
éthérées, dans l'hypocondrie et l'hystérie, par le

bismuth, le jusquiame, l'extrait de noix vomique et l'acide hydrocyanique dans les spasmes supposés et réels d'estomac, par le soufre dans les hémorrhoïdes, elle l'obtient en administrant à propos des bains de siège, tant il faut peu de chose pour satisfaire aux exigences de la nature. Tandis que l'allopathie emploie vingt substances narcotiques pour amortir la sensibilité du système ganglionaire, et tout autant d'irritans pour le stimuler dans d'autres cas, l'hydriatrie n'a besoin que de l'eau seule pour apaiser un orage menaçant, comme pour redonner du ton et de l'énergie aux organes.

Si à cela on joint un régime approprié et beaucoup d'exercice en plein air, il est rare qu'on manque le but, et l'on évite tous les maux qui ressortent de l'abus des médicamens.

C. *Maladies des organes sexuels de la femme.*

Nous avons déjà eu occasion, en parlant de la chlorose, d'examiner jusqu'à quel point on peut compter sur l'efficacité des diverses méthodes de traitement dans les anomalies du flux menstruel. Il nous reste donc seulement à passer en revue quelques autres maladies de l'appareil sexuel chez la femme.

La leucorrhée est une affection aussi opiniâtre que

commune, et son traitement varie suivant qu'elle dépend soit d'un état de pléthore, soit d'une faiblesse générale ou locale. Dans le premier cas, on doit employer tout ce qui est capable de diminuer la masse des humeurs, et dans le second, ce qui exerce une influence fortifiante, générale ou locale. Les médecins réussissent mieux dans la première forme que dans l'autre, qui, lorsqu'elle persiste long-temps, débilite les malades d'une manière inquiétante. On emploie souvent le fer et autres toniques pendant des mois entiers sans résultat, en y joignant des injections, dont on doit attendre peu de chose, attendu le peu de temps que les liquides restent en contact avec les parties. Le seul qui puisse avoir quelque utilité, est l'eau froide, parce qu'en vertu de sa basse température, elle exerce instantanément une action fortifiante et styptique. Les médecins connaissent depuis long-temps ses bons effets dans les flueurs blanches et autres maladies dépendantes de la faiblesse des organes génitaux, et c'est ce qui fait qu'ils ont fréquemment recours aux bains de rivière et de mer. Mais l'eau de source froide doit agir plus efficacement encore, lorsqu'on l'emploie sous forme de bains de siège. En ajoutant, s'il y a faiblesse générale, les lotions froides dans le demi-bain, ou le bain froid entier pris sans provocation préalable de la sueur, on peut se dispenser de tous médicamens, et l'effet ne se fait pas attendre long-temps.

Priesnitz conseille aussi les bains de siège aux femmes enceintes, pendant les derniers mois de leur grossesse, comme un moyen de rendre l'accouchement plus facile, en fortifiant la matrice, et de prévenir les fausses couches, quand il y a prédisposition à l'avortement. Ces bains me semblent inutiles dans le premier cas, la parturition étant une fonction si naturelle, que les femmes mêmes les plus débiles l'accomplissent très bien ; il faudrait, pour être autorisé à y recourir, pouvoir présumer d'avance que le tissu de la matrice est frappé d'une grande atonie. Dans le second cas, les bains de siège sont d'autant plus recommandables qu'à l'avantage de procurer du repos, ils joignent celui d'être un excellent fortifiant ; mais il faut que la propension à l'avortement soit une conséquence de la faiblesse, car, lorsqu'elle tient à un état maladif de la mère ou de son fruit, toutes les ressources de l'allopathie et de l'hydriatrie doivent également échouer. Il serait utile d'administrer les bains de siège froids aux femmes atteintes d'un vice de position de la matrice ayant sa source dans le relâchement des ligamens ronds.

Le traitement hydriatrique promet d'être d'un grand secours aussi dans beaucoup d'infirmités qui accompagnent l'âge de retour. A l'époque de la ménaupose, les femmes souffrent surtout de l'irrégularité de la circulation et des congestions qui s'ensuivent dans divers organes. La masse des humeurs suffirait encore à des évacuations régulières, mais la matrice n'a plus assez d'énergie pour procurer ces espèces de crises périodiques; l'activité plastique, modifiée ou éteinte dans cet organe, se rejette sur d'autres, où elle engendre des produits morbides. Le moins fâcheux de ces produits est une formation de graisse restreinte dans de justes limites, et qu'on observe fréquemment en effet chez les femmes qui ont dépassé l'âge critique. D'autres, plus redoutables, sont des phlegmasies chroniques, qui déterminent des dépôts de diverse nature dans le tissu d'organes plus ou moins importans; l'épaississement des tuniques de l'estomac, l'hypertrophie du foie et de la rate, l'induration des seins, la dégénérescence des ovaires, l'ulcération de la matrice, etc. Toutes ces maladies, auxquelles on en pourrait ajouter beaucoup d'autres encore, n'ont généralement pas un mauvais caractère dans le principe, et souvent même le médecin n'en est informé que quand elles ont fait assez de progrès pour opposer d'invincibles obstacles à la guérison. Quelque peu partisan que je sois des traitemens prophylactiques, parce qu'il me paraît absurde de vouloir lutter contre un ennemi qui n'existe pas encore, je ne dissuaderais pas une femme sur le retour de s'y soumettre, s'il se manifestait chez elle de la tendance à la production d'une maladie locale, par exemple, des congestions fréquentes sur un point ou sur un autre, parce qu'à cette époque de la vie, la disposition aux formations morbides a une grande prédominance. Le meilleur de tous me paraît être celui par l'eau. Ce qu'on doit se proposer, en pareil cas, c'est non seulement de diminuer la masse du sang, mais encore d'en corriger la composition, car celle-ci doit s'altérer à la cessation du flux menstruel, qui, dans les années antérieures, avait suppléé à la respiration, généralement insuffisante chez les femmes pour parachever l'hématose. D'ailleurs, il importe, durant les premiers temps de la ménaupose, de mettre les organes essentiels à l'abri des congestions auxquelles donne lieu la surabondance persistante des humeurs, et de contribuer à rétablir l'équilibre de la circulation. D'après ce qui précède, on peut juger que la méthode hydriatrique remplit toutes les indications, tandis que les moyens de la médecine ordinaire ne répondent qu'à l'une ou à l'autre. Il suffira souvent de s'y soumettre durant quelques mois pour étouffer le germe d'une maladie naissante, au lieu qu'en laissant ce germe grandir et se développer, il faudrait des années pour obtenir la guérison, en supposant même qu'elle fût encore possible. On peut bien douter que de véritables squirrhes guérissent à Graefenberg, comme l'assurent divers écrivains ; mais il est certain que le traitement par l'eau fait souvent disparaître, avec beaucoup de promptitude, des engorgemens qui, si on les avait négligés, auraient pris un caractère malin.

D. *Maladies chroniques de la poitrine.*

Un grand nombre de maladies des poumons et du cœur se rattachent à une prédisposition innée, de manière que le sujet en apporte le germe au moment même où il vient au monde ; ou bien elles succèdent à d'autres affections aiguës, qui ont entraîné une altération du tissu organique. Celles-là sont malheureusement incurables, et l'on éprouve même de grandes difficultés à soulager un peu les victimes qui leur sont vouées. Il n'y a que les maladies nerveuses des organes thorachiques, les phlegmasies chroniques dont l'intensité n'a pas été poussée trop loin, et les flux muqueux chroniques, qui soient susceptibles de guérison radicale. C'est surtout dans les catarrhes anciens qu'on arrive le plus sûrement à cet heureux résultat. Ces catarrhes sont souvent des maladies fort opiniâtres, qui conduisent le malade aux portes du tombeau, et auxquelles une fièvre lente se joint, comme à la phthisie pulmonaire, avec laquelle, par ce motif, il n'est pas rare qu'on les confonde. Dès qu'ils ne sont point accompagnés d'une désorganisation de la membrane muqueuse, ils doivent tout aussi bien céder à une méthode rationnelle que les diarrhées chroniques, qui dépendent d'un état analogue de la membrane muqueuse du tube intestinal. Mais trop souvent les médecins ne se font une idée juste ni de la nature du mal, ni des remèdes qu'il convient de choisir.

Les membranes muqueuses en général sont chargées de sécréter des mucosités. Cette sécrétion, de même que toutes les autres, indépendamment des usages locaux qu'elle peut avoir, sert encore à entretenir la masse des humeurs dans un état convenable de composition. Nous avons déjà dit que quand l'action d'un organe sécrétoire quelconque vient à être troublée, la nature cherche à compenser le dommage qui résulte de là pour la masse des humeurs en exaltant celle d'un autre organe entre lequel et celui-là règne un certain rapport de réciprocité. Or, une relation de ce genre existe entre la peau et la membrane muqueuse des appareils respiratoire et digestif, sur lesquels réagissent tous les troubles dont sa fonction vient à être frappée. Si la masse des humeurs est malade, comme il arrive toutes les fois que le travail de la nutrition souffre, c'est par la peau et les membranes muqueuses qu'ont lieu ordinairement les efforts critiques tendant à ramener l'équilibre, et ces efforts porteront d'autant plus sur les membranes muqueuses que la peau sera plus inerte, faute de culture. De là résulte un plus grand afflux de sang dans les organes qu'elles tapissent; cet afflux détermine une irritation, qui a pour conséquence une sécrétion plus abondante de mucosités, avec efforts pour expulser le produit au dehors, ce qui donne lieu à la toux, avec expectoration, ou à la diarrhée, suivant que la scène se passe dans les poumons ou dans le canal intestinal. Pendant qu'à la peau les substances éliminées s'échappent sous la forme gazeuse, qui les soustrait à notre vue, ou sous celle de sueur, dont nous pouvons à chaque instant nous débarrasser sans nul obstacle, un accroissement de la sécrétion muqueuse dans les organes respiratoires et digestifs nécessite un surcroît d'action de la part de ces organes, pour rejeter au dehors le produit qui porte le trouble dans leurs autres fonctions. C'est donc agir d'une manière fort mal raisonnée que de chercher alors à diminuer la sécrétion des membranes muqueuses par des médicamens portés directement sur elles ; la conséquence immédiate de cette méthode, malheureusement trop usitée, est que la sécrétion et l'excrétion cessent bien pour un certain laps de temps, mais que, l'afflux des humeurs ne diminuant pas, les vaisseaux des poumons ou du canal intestinal s'engorgent de plus en plus, et qu'on voit survenir une irritation très fatigante, qui s'annonce par la gêne de la respiration et la toux, ou par des coliques et le gonflement du ventre. L'action des médicamens cesse-t-elle, la sécrétion reparaît plus abondante que jamais, l'expectoration ou la diarrhée augmente, et les forces du malade baissent bien plus qu'elles n'auraient fait si le travail morbide avait continué sans interruption, mais à un degré modéré. Il est déjà mieux d'employer des moyens qui aident doucement à la sécrétion et à l'excrétion, puisque c'est suivre la marche tracée par la nature; cette méthode conduit souvent au but dans les maladies aiguës, surtout lorsqu'on réussit à charger la peau d'une partie du travail nécessaire à la guérison, en y provoquant des sécrétions artificielles, soit par les vésicatoires, soit par la pommade stibiée. Mais, dans les maladies chroniques, il faudrait insister trop long-temps sur les remèdes internes pour pouvoir espérer d'eux un effet durable. Et d'ailleurs en quoi consistent ces moyens? Si nous laissons de côté ceux dont il a été question tout-à-l'heure, et qui arrêtent l'excrétion, nous avons pour les organes thoraciques les fondans et les expectorans, pendant l'usage desquels il est toujours difficile d'éviter une irritation locale : on cherche bien à diminuer cette irritation par des narcotiques, la jusquiame, l'acide hydrocyanique, la thridace; mais on ne réfléchit pas que ces médicamens rendent l'action des autres plus difficile, parce qu'ils paralysent la faculté réactionnaire de l'organisme. Enfin on ne peut donner aux dérivatifs externes assez d'étendue pour que, de leur action, il résulte autre chose qu'une simple contre-irritation locale.

Le traitement hydriatrique n'a aucun des inconvéniens des méthodes allopathiques, et il en possède tous les bons effets, à un degré supérieur encore. La dérivation qu'il détermine s'étend à la peau entière ; redonnant à cet organe son activité régulière, il diminue naturellement celle des membranes muqueuses. La théorie et l'expérience se réunissent donc pour prouver que la méthode de Priesnitz produit ici ce qu'on attendrait en vain de l'opium, de l'acide hydrocyanique, de l'acétate de plomb, de l'alun, du soufre doré d'antimoine, de l'aunée et du polygala de Virginie.

E. *Maladies chroniques des nerfs.*

Moins nous connaissons l'essence et les fonctions d'un système organique, chez l'homme en santé, plus aussi sont bornées les connaissances qu'il nous est donné d'acquérir relativement à ses maladies. Les travaux d'Ehrenberg, de Muller et de Valentin ont répandu sans contredit une vive lumière sur la structure et les fonctions du système nerveux, mais ils ne nous ont pas tout dévoilé encore, et, quant à ce qui concerne les maladies de ce système, l'histoire en est fort obscure, précisément parce qu'il ne nous est presque jamais permis d'apercevoir les changemens matériels auxquels elles sont liées.

Nous pouvons distinguer deux directions dans la manière d'agir des nerfs : celle du centre à la circonférence, ou du cerveau et de la moelle épinière aux extrémités périphériques des nerfs disséminés dans les tissus des organes, et celle de la périphérie au centre. Sans la première, nulle partie du corps ne serait en état de remplir ses fonctions ; sans la seconde, les impressions des états divers de nos organes n'arriveraient pas à notre conscience. Il survient, dans ces deux directions, des changemens morbides qui doivent être très fréquens, parce que les états de chaque organe réagissent sur le système nerveux en raison directe du plus ou moins de part que celui-ci prend à la texture de chacun, et parce que toute anomalie de la masse du sang porte atteinte à la régularité des fonctions de ce système. On sait déjà que nous devons souvent chercher la cause des troubles de l'action nerveuse en dehors du système nerveux, et que les maladies primaires ne sont pas plus communes dans celui-ci que dans un autre système quelconque. Il suit encore de là que les maladies nerveuses primaires sont les plus difficiles à traiter, parce que nous ne connaissons pas la nature du principe qui agit dans les nerfs ; et l'on doit être surpris de ce que les médecins voient si souvent des affections nerveuses là où d'autres idées théoriques s'accorderaient mieux avec la nature, et seraient d'un meilleur résultat pour la pratique. Une inflammation, un rhumatisme, une congestion sanguine, une irritation gastrique, qui agissent sur les nerfs, devraient être traités par des moyens de l'effet desquels on pût se rendre compte jusqu'à un certain point ; car, ne voir partout que des maladies nerveuses pures, primaires, c'est appeler en champ clos un ennemi dont on connaît si peu la nature et les forces, qu'on ne sait pas même s'il est attaquable par aucune des armes dont nous pouvons disposer. Il est vrai qu'avec le temps l'expérience a mis en crédit une foule de moyens qui, sous le nom d'excitans, de calmans, d'anti-spasmodiques, sont employés contre les différens états, vrais ou supposés, des nerfs ; beaucoup d'entre eux, comme la valériane, le musc, l'esprit de corne de cerf, etc., se font remarquer par une odeur plus ou moins désagréable ; mais, s'ils stimulent l'action nerveuse, ils ne peuvent jamais l'accroître jusqu'au point de produire plus qu'une excitation passagère et souvent nuisible, à laquelle succède une atonie plus prononcée que celle qui existait auparavant. D'autres, qui, à haute dose, sont des poisons, comme la belladone, la jusquiame, l'opium, l'acide hydrocyanique, le zinc, etc., exercent immédiatement une action calmante et antispasmodique; mais le calme qu'ils procurent est un état voisin de la paralysie; ils font taire momentanément les symptômes; les douleurs et les spasmes cessent, pour reparaître avec plus de violence dès que l'action des médicamens est épuisée. Les médecins ne traitent que l'état d'excitement, et prennent, généralement, peu de soin de l'état morbide proprement dit. Qu'on ouvre le premier manuel venu de pathologie ou de thérapeutique, on y trouvera les mêmes remèdes conseillés contre les formes plus diversifiées de spasmes, l'épilepsie, la chorée, le tétanos, les névralgies, l'hystérie, etc.; toutes doivent céder aux mêmes moyens, et cependant si l'on suppose qu'elles ne sont pas sympathiques, qu'elles n'ont point été amenées par d'autres maladies, qu'elles ont leur cause réelle dans la substance nerveuse elle-même, elles doivent certainement se rallier à des modifications diverses de cette substance, modifications dont on n'aperçoit aucune trace après la mort, et bien moins encore durant la vie.

Dans une situation si fâcheuse, c'est réellement une consolation pour le médecin d'avoir acquis la conviction que les maladies nerveuses pures ne sont pas aussi fréquentes qu'on a coutume de l'admettre. En y regardant de près, on s'apercevra, dans beaucoup de cas d'épilepsie, de chorée, etc., que le bas-ventre ou les organes génitaux sont la vraie source du mal; les névralgies sont souvent rhumatismales ou inflammatoires; les paralysies se lient fréquemment au rhumatisme ou à la goutte; dans une foule de circonstances, l'hystérie, l'hypocondrie et même les vésanies sont engendrées par des états morbides de l'appareil digestif, ou de l'appareil génital. Il faut bien se garder de voir partout des affections nerveuses; c'est le seul moyen de trouver le droit chemin, dont, à la vérité, la découverte offre souvent de grandes difficultés, et d'éviter tous les inconvéniens qui ressortent de l'abus que les allopathes font des médicamens appelés nervins.

L'emploi des narcotiques est un des défauts qu'on doit surtout reprocher aux méthodes allopathiques. Il faut administrer ces substances à fortes doses pour calmer des douleurs, pour apaiser des spasmes, et alors leur action ne demeure pas limitée aux nerfs malades, elle s'étend aussi à ceux qui fonctionnent d'une manière régulière. La paralysie dont ils frappent les nerfs malades, émousse bien la sensibilité, et fait que les douleurs n'arrivent plus à la conscience, que les muscles cessent de se contracter spasmodiquement, parce qu'ils sont quelque temps sans recevoir l'influx nerveux, principe de leur action; mais d'autres nerfs perdent également leur puissance sensitive et motrice. J'ai vu l'usage prolongé de la teinture de pomme épineuse faire cesser les douleurs opiniâtres de la prosopalgie, mais affaiblir en même temps les fonctions des nerfs optiques, à tel point que le sujet devint presque aveugle. Est-ce donc là ce qu'on peut appeler guérir? Et encore nous ne faisons pas entrer en ligne de compte une circonstance fort importante : c'est que les nerfs impriment à tous les organes l'impulsion vivante sans laquelle ils ne sauraient accomplir leurs fonctions, et que cette faculté doit finir par diminuer ou même s'éteindre complètement en eux, sous l'influence de moyens dans les uns, comme les excitans, agacent sans cesse leur irritabilité, et dont les autres, comme les narcotiques, l'émoussent à chaque instant. Les ivrognes ruinent leur santé en épuisant l'irritabilité de leur système nerveux par l'abus des liqueurs échauffantes, et ce déplorable résultat arrive plus promptement encore lorsque la boisson qu'ils affectionnent contient, comme l'eau-de-vie de pommes de terre, un principe narcotique associé à l'alcool, et qu'elle réunit ainsi les deux classes d'agens que la médecine a décorés du titre de nervins. Il faut donc éviter, autant que possible, l'emploi de ces substances, renoncer au soulagement momentané qu'elles procurent, plutôt que d'y avoir recours, et quand l'affection nerveuse n'est qu'un épiphénomène d'une autre maladie, chercher à procurer la guérison radicale de cette dernière; le malade souffrira sans doute un peu plus long-temps que si l'on avait engourdi la puissance sensitive et motrice de ses nerfs, mais il sera garanti d'une foule d'inconvéniens, et une fausse apparence d'améliorations ne viendra pas empêcher le médecin d'apprécier la gravité de la maladie dont il est atteint, ne le détournera pas d'opposer à cette dernière le traitement qui lui convient réellement. Exceptons cependant les maladies nerveuses primitives, dans lesquelles la médecine allopathique se trouve conduite à faire usage de palliatifs et de calmans, parce que, manquant de données positives sur leur nature, elle ne peut procéder à la guérison radicale.

Certaines substances paraissent avoir réellement des rapports spéciaux avec le principe, quel qu'il soit, qui agit dans les nerfs. Telle est, par exemple, la strychnine à l'égard des états nerveux d'où dépendent quelques paralysies ; car, après l'avoir administrée, on aperçoit des convulsions involontaires dans les parties malades, qui recouvrent peu après leur aptitude au mouvement. Mais, fort souvent, on ne remarque pas cet effet salutaire de sa part, alors même qu'elle détermine des convulsions.

Maintenant on se demande quels sont les avantages qu'on peut attendre des méthodes hydriatriques dans le traitement des maladies nerveuses chroniques. A Graefenberg, on en guérit beaucoup, contre lesquelles la médecine allopathique avait échoué ; mais ce n'est pas là un motif suffisant pour attribuer une prééminence marquée aux procédés de l'hydriatrie, puisqu'on sait que ces maladies cessent souvent d'elles-mêmes après avoir duré un certain temps, et que, dans beaucoup de cas, leur existence étant liée aux périodes climatériques, elles cèdent à tout traitement quelconque qui est mis en usage non loin du terme que la nature elle-même leur avait assigné.

Pour résoudre ce problème, il faut avoir égard d'abord aux maladies nerveuses sympathiques ou secondaires. Ici la valeur des traitemens hydriatriques doit être appréciée d'après ce que ceux-ci peuvent contre l'affection fondamentale, par conséquent contre la goutte, le rhumatisme, la syphilis, les désordres de la digestion, les troubles de l'appareil génital, les irrégularités de la circulation, etc. Sous ce rapport, nous n'avons rien à ajouter aux détails dans lesquels nous sommes entrés précédemment.

Quant aux maladies nerveuses primitives, la question se réduit à savoir si les traitemens hydriatriques sont aptes à diminuer la puissance nerveuse, lorsqu'elle est trop énergique; à la stimuler, lorsqu'elle est trop faible; à la ramener aux conditions normales, lorsqu'elle est pervertie.

Le principal stimulant que l'hydriatrie emploie est le froid, plus ou moins intense et plus ou

moins long-temps appliqué. Le froid est un excitant énergique de la puissance nerveuse, car on
sait qu'il y a peu d'hommes en santé qui ne se
sentent plus dispos en hiver que pendant la saison chaude, où le meilleur moyen de réparer
ses forces consiste à prendre des boissons fraî-
ches, un bain froid. Les maladies hibernales elles-
mêmes ont un autre cachet que celles qui écla-
tent en été ; les premières annoncent presque
toujours une surabondance de vie, comme les
inflammations, tandis que, dans les autres, il
y a prédominance de la faiblesse et propension
à la décomposition. Si le système nerveux n'est pas
le seul dans lequel cette différence se fasse remarquer, du moins s'y montre-t-elle très prononcée.
Les médecins connaissent bien l'influence nerveuse
que le froid exerce sur lui, et depuis long-temps
ils l'emploient sous forme d'applications locales à
la tête dans les maladies du cerveau, ou sous celle
de bains dans une foule d'autres cas. Sa manière
d'agir varie dans les divers procédés de l'hydriatrie;
elle est plus marquée dans le bain par immersion.
et plus encore dans la douche, où, à l'action d'une
basse température, se joignent les effets de la commotion. Les médecins ont, depuis long-temps

aussi, apprécié tous les avantages de la douche dans certaines affections nerveuses ; mais ils ne l'ont jamais employée avec autant d'énergie et de développement que le fait Priesnitz. On ne peut refuser non plus aux frictions, si fréquemment pratiquées dans les traitemens par l'eau, une influence spéciale sur le système nerveux ; le corps entier ou la partie malade subit des frictions continuelles pendant les ablutions froides, le bain entier, la douche, le demi-bain et le bain de siége. Ainsi, le froid, la commotion et le frottement sont les moyens que l'hydriatrie oppose, diversement modifiés, aux affections nerveuses primitives. On peut douter que la provocation de la sueur ait ici une utilité réelle, car les personnes atteintes de maladies nerveuses dynamiques supportent mal toutes les déperditions d'humeurs.

Le froid de l'eau peut exercer une action essentielle sur les différens degrés de l'excitement. Il accroît l'irritabilité, quand on répète souvent les applications, mais en prolongeant peu la durée de chacune ; il la diminue lorsqu'on le laisse agir pendant long-temps ; et dans un cas comme dans l'autre, il n'entraîne aucun des inconvéniens qui sont inséparables de l'usage des substances médicinales. La douche exalte la puissance nerveuse et la modifie, ainsi que le font tous les ébranlemens. Enfin, les frictions produisent le même résultat; ce dont on peut déjà juger d'après les bons effets qu'on en retire dans l'asphyxie, dans la syncope et dans les contractions spasmodiques de diverses parties du corps.

En tant donc que la maladie nerveuse tient à un excès ou à un défaut de la puissance agissant dans les nerfs, les traitemens hydriatriques seraient plus efficaces et moins nuisibles que ceux de l'allopathie. Mais il est probable que l'une et l'autre méthodes seraient également frappées d'inertie, s'il s'agissait de modifier cette puissance. Les causes qui déterminent les maladies nerveuses primaires sont effectivement de nature telle que, pour en combattre les conséquences avec succès, il faut suivre une marche différente de celle qui réussit en d'autres cas. Les sueurs et les ablutions n'auraient sans doute pas beaucoup d'influence sur les désordres qui naissent d'excès dans les plaisirs de l'amour ou de passions violentes; mais il n'est guère permis de croire que les médicamens en eussent davantage.

Après ces réflexions générales, passons à l'examen de quelques-unes des maladies nerveuses; nous trouverons ainsi occasion de formuler nos jugemens avec plus de précision.

L'une des plus communes est celle qu'on nomme *faiblesse nerveuse*. On entend par là des états qui diffèrent beaucoup les uns des autres. Le plus ordinairement, néanmoins, ce nom est appliqué à l'excitabilité trop grande du système nerveux, qui rend pénibles des impressions dont une personne en santé n'est point désagréablement affectée. C'est là presque toujours une affection secondaire, plus rare chez les hommes que chez les femmes, qui se rattache souvent, chez les premiers, aux lésions de l'appareil digestif, et, chez les autres, à des désordres de l'appareil génital, mais qui, dans beaucoup de cas aussi, dépend d'une débilité générale et d'un défaut de nutrition. L'allopathie néglige trop ces causes, contre lesquelles chacune de nos méthodes curatives possède des moyens que nous avons déjà appréciés. Les médecins dirigent contre les nerfs eux-mêmes une foule de médicamens, avec lesquels ils cherchent à émousser l'excitabilité, mais sans relever l'énergie vitale, par conséquent sans suivre la route la plus sûre pour arriver à la guérison. Les malades, entourés de musc, de castoréum, d'assa-fœtida, de gouttes d'Hoffmann, d'eau de Cologne, respirent rarement un air pur dans leurs chambres; les rayons du soleil peuvent à peine percer les épais vêtemens dont ils se couvrent, et le moindre souffle de vent devient pour eux un ouragan. Au milieu de ces excitans factices et de tous ces abus, ils perdent peu-à-peu l'habitude des stimulans naturels. Cependant c'est surtout en ce qui concerne l'irritabilité nerveuse que l'habitude et la volonté exercent un grand empire. Les traitemens hydriatriques ne se bornent pas à exciter momentanément les nerfs; ils en accroissent encore l'énergie; de plus, ils forcent les malades de renoncer à leur genre de vie factice, et les remettent en présence de ces excitans naturels qu'auparavant ils évitaient avec tant de soin; en perdant l'aversion que l'eau froide leur inspirait, ils acquièrent le courage de se soumettre à d'autres influences extérieures, contre lesquelles leur corps s'endurcit peu-à-peu; bientôt ils fuient les chambres trop échauffées, ils quittent leurs vêtemens trop épais, et après s'être aiguisé l'appétit par l'exercice au grand air, ils apprennent à supporter des choses dont leur délicatesse s'alarmait autrefois. Dès que leur état s'est assez amendé

pour qu'ils puissent supporter la douche, celle-ci
les débarrasse promptement des derniers restes de
leur affectiou. Quiconque fait usage du bain froid
et de la douche pourra entendre, sans se trouver
mal, une porte crier sur ses gonds, une voiture
rouler sur le pavé et l'orage gronder dans les airs.

Les *paralysies*, qu'elles affectent le sentiment ou
le mouvement, résistent en général à tous les traitemens lorsqu'elles dépendent d'une lésion organique du cerveau ou de la moelle épinière. On ne
peut espérer la guérison que de celles qui sont
sympathiques, qui succèdent, par exemple, à des
affections rhumatismales ou arthritiques. Dans
celles-là, les traitemens hydriatriques doivent être
les plus efficaces de tous, par les motifs que nous
avons développés précédemment; le bain froid, la
douche et les bains de siège peu prolongés ne peuvent manquer d'être préférables à tous les moyens
qu'on a mis en usage jusqu'à ce jour. La difficulté
que les malades éprouvent à se mouvoir ne met
point obstacle à l'emploi de l'eau froide : il faut
seulement ne pas négliger les fortes frictions à la
suite de chaque bain.

L'essence des *spasmes* consiste en une contrac-
tion anomale et douloureuse d'organes muscu-

laires. Mais ces contractions ne sont pas toujours purement nerveuses ; elles ont souvent un caractère sympathique, comme il arrive dans les cas d'inflammation, et c'est ce qui fait que les spasmes d'estomac, les coliques, etc., sont si fréquemment toute autre chose que des maladies nerveuses.

Parmi les maladies spasmodiques, l'une des plus connues est l'*épilepsie*. Les manuels de thérapeutique énumèrent contre elle une foule de remèdes secrets ou non secrets, sans compter ceux qui se rapportent à des causes placées en dehors du système nerveux, et nulle part on ne voit pourquoi l'un serait meilleur que l'autre dans l'épilepsie primaire ou essentielle. L'expérience apprend à l'observateur attentif qu'une maladie contre laquelle on recommande tant de médicamens, est du nombre de celles qui ne guérissent jamais, ou qu'elle appartient à la catégorie de celles qui se dissipent d'elles-mêmes, sans l'assistance de l'art. Beaucoup de maladies nerveuses primitives semblent faire partie de cette dernière série ; le travail morbide continue, quelque traitement qu'on emploie, jusqu'à ce qu'il soit épuisé : c'est ce qui explique les cas dans lesquels on remarque de temps en temps des intervalles de santé parfaite. Lorsque la disposition morbide a atteint un certain degré dans le système nerveux, elle se décharge en contractions spasmodiques des muscles, jusqu'à ce qu'elle soit par là complètement épuisée : alors le spasme cesse, mais pour reparaître dès que les nerfs sont retombés dans le même état : ou bien, les conditions du retour de ce dernier n'existant plus, la maladie disparaît, de la même manière absolument qu'avait cessé l'un de ses accès. Ces conditions sont fréquemment liées aux périodes climatériques, comme il arrive pour l'épilepsie et la danse de Saint-Guy ; mais il y a beaucoup de circonstances aussi dans lesquelles nous ignorons les causes.

Parmi les médicamens, on en compte quelques-uns qui semblent opérer une modification heureuse dans la puissance nerveuse atteinte d'anomalie. Tel est le cas de l'armoise, et surtout du nitrate d'argent, dans l'épilepsie ; mais le nitrate d'argent a le grand inconvénient d'entraîner à sa suite une coloration de la peau en bleu. L'expérience a démontré que les traitemens hydriatriques possèdent également cette influence modificatrice, et qu'ils parviennent quelquefois à guérir l'épilepsie, contre laquelle d'ailleurs on les a fréquemment employés sans le moindre succès.

II. *Des maladies aiguës.*

Les maladies chroniques exigent, pour leur guérison, des méthodes qui, en exaltant le pouvoir réactionnaire de l'organisme, déterminent des évacuations critiques : aussi la plupart d'entre elles cèdent-elles aussi bien au traitement par l'eau qu'à tous ceux auxquels on a pu avoir recours jusqu'ici. Mais l'intervention de l'art n'est point aussi nécessaire dans le plus grand nombre des maladies aiguës. On leur donne cette épithète, parce qu'elles offrent l'image d'un effort puissant, et parfois orageux, de l'organisme pour éloigner les puissances morbifiques. La lutte n'est pas longue, et l'organisme en sort triomphant, ou succombe. Cet effort s'annonce par une exaltation de l'activité vasculaire, constituant la fièvre, qu'on retrouve partout à un plus ou moins haut degré, et dont le but principal du médecin est de diminuer ou d'accroître prudemment l'intensité jusqu'au point nécessaire pour amener une crise, une solution.

Sans vouloir nous engager ici dans une discussion sur l'essence de la fièvre qui nous entraînerait trop loin de notre but, nous la considérons comme un changement ou un accroissement de l'activité dans le système organique chargé de conduire le sang à toutes les parties du corps, changement qui tient à ce que les anomalies survenues dans les humeurs rendent nécessaire que celles-ci soient débarrassées de toutes les substances incapables de servir à la nutrition. Une élimination plus ou moins évidente succède à toute excitation fébrile : favorable, quand elle a lieu par les organes naturellement chargés de l'excrétion, la peau, les reins, la membrane muqueuse du canal intestinal et des voies aériennes, le foie, etc.; défavorable, lorsqu'elle est trop abondante ou s'opère sur des points qui ne s'ouvrent pas à l'extérieur, entre lequel et eux l'art ne peut même pas établir de communication sans mettre la vie en danger, par exemple dans le péritoine, les plèvres, les ventricules du cerveau ; défavorable encore, quand elle s'accomplit dans le tissu des organes, où elle détermine un changement qui n'entraîne pas de suite la mort, mais qui a pour conséquence une maladie à laquelle nous n'avons aucun moyen de porter remède. Cette dernière terminaison s'observe souvent lorsque la vitalité du système vasculaire a été considérablement accrue dans un organe, où la maladie s'est en quelque sorte localisée, et où l'afflux du sang a donné lieu à du gonflement, à de la douleur, à de la rougeur, à un dérangement des fonctions, en un mot, à cet ensemble de phénomènes que nous appelons inflammation. L'état du système nerveux au moment de l'invasion de la maladie influe sur ces divers résultats de la fièvre, qui dépendent aussi de celui des organes, car lorsqu'un de ceux-ci a perdu une partie de son activité, les efforts curatifs de la nature sont obligés d'en appeler d'autres à concourir au travail d'élimination, afin de suppléer à son insuffisance.

La plupart du temps, au début des maladies aiguës, inflammatoires ou non, nous voyons l'action sécrétoire de presque tous les organes diminuer plus ou moins; il n'y a pas jusqu'aux sécrétions ordinaires du canal intestinal qui deviennent moins abondantes, ou qui s'arrêtent. Mais bientôt la scène change, et quand, ce qui est l'ordinaire, la peau demeure sèche et chaude, il s'opère des exsudations dans le tissu des organes enflammés; ou bien des membranes muqueuses, particulièrement celles du canal intestinal, accomplissent des sécrétions, dont l'économie se débarrasse soit par le haut, soit par le bas; ou bien on observe une sécrétion plus abondante d'urine chargée de produits morbides; et tous ces phénomènes ne cessent que quand une action sécrétoire critique s'établit quelque part ailleurs, à la peau surtout, ou quand la maladie s'arrête par le fait de la mort du sujet qui en était atteint.

L'expérience nous apprend que, dans les maladies aiguës aussi, le rétablissement de l'activité régulière de la peau est presque toujours le signe certain d'une heureuse issue, probablement parce que, avant que ce phénomène ait lieu, il faut que la vitalité des vaisseaux et des nerfs ait subi une modification qui rende la terminaison favorable possible. Dans la majorité des cas, le sujet atteint d'une maladie aiguë ne recouvre pas la santé parce qu'il sue, mais il commence à suer parce que la direction que toutes ses fonctions ont prise vers le mieux-être rend possible l'exercice régulier de l'action de tous les organes et par conséquent des tégumens extérieurs. Voilà pourquoi, en général, tous nos efforts pour provoquer des sueurs ou d'autres évacuations salutaires, par les moyens dont nous faisons ordinairement usage, sont inutiles, à moins que par là nous ne déterminions en même temps, dans la fièvre, les changemens sans lesquels nulle sécrétion salutaire ne saurait s'accomplir. Mais souvent ces changemens sont liés à certaines périodes de la maladie, avant lesquelles il n'y a pas moyen de les provoquer; nous voyons alors, quand le moment est venu, les fonctions de la peau se rétablir d'elles-mêmes, sans le secours de la médecine, comme il arrive dans les fièvres intermittentes, où, à la fin de chaque accès, si les choses ont marché d'une manière régulière, le malade éprouve des sueurs qui le soulagent; comme on le voit aussi dans les fièvres gastriques nerveuses, où, d'ordinaire, les crises par la peau surviennent durant le troisième septenaire, après qu'on a inutilement employé, pendant les deux précédens, tous les moyens imaginables pour les déterminer. La nature nous prouve encore combien peu nous sommes maîtres de lui imposer des lois, en amenant des crises que le médecin ne provoque jamais, qu'il n'a même aucun moyen d'exciter, comme les exanthèmes, les furoncles et les ulcérations à la peau.

Pour que ces excrétions salutaires se portent à la périphérie du corps, à la peau, et qu'elles soient suivies d'une terminaison favorable, il n'est pas nécessaire que le malade ait autant de force qu'on le croit communément, car nous les observons dans des cas où ce que le langage vulgaire appelle force a tellement baissé, que le malade témoigne à chaque instant la crainte de mourir; il suffit d'un certain changement dans l'activité vasculaire et nerveuse, qui favorise l'afflux des humeurs vers l'extérieur.

Le cours naturel des maladies nous enseigne comment on doit s'y prendre pour opérer ce changement. Il faut diminuer l'irritation anomale qui agit sur les systèmes nerveux et vasculaire. Dans les maladies aiguës inflammatoires, cette irritation siège à l'endroit même qui est enflammé; dans celles qui ne sont pas inflammatoires, il n'y a souvent qu'un trouble local de fonction, par l'effet d'une cause irritante extérieure. Mais si le cas est plus grave, il y a altération de la masse des humeurs, qui, ne fournissant plus au système nerveux le stimulant sans lequel il ne peut déployer normalement son action, le poussent à des efforts maladifs qui réagissent sur les vaisseaux et les autres organes.

C'est dans les maladies purement inflammatoires qu'on réussit le plus facilement à diminuer et à écarter ces irritations nuisibles; les moyens ne

manquent pour cela ni à l'allopathie, ni à l'hydriatrie.

Les allopathes regardent avec raison les émissions sanguines, tant générales que locales, comme le plus sûr moyen de combattre le travail
inflammatoire. Les saignées locales agissent en
diminuant la quantité du sang aux alentours ou
même dans l'intérieur de la partie enflammée ; les
saignées générales contribuent plutôt à stimuler
les fonctions du système veineux , à rétablir ainsi
l'équilibre rompu entre elles et celles du système
artériel (1). Les rafraîchissans à l'intérieur et les
dérivatifs à la peau doivent certainement être utiles aussi ; seulement les vésicatoires et les sinapismes méritent peu d'éloges, à cause de l'irritation qui en est inséparable , et qui peut aisément
exaspérer la fièvre. Dès que l'inflammation a cessé par l'influence de ces divers moyens, le retour
à la santé s'annonce ordinairement par des sueurs
modérées, quelquefois par d'autres sécrétions critiques qu'accomplissent les reins, les membranes
muqueuses, etc.

(1) Voyez Bouillaud, *Clinique médicale*, Paris, 1837. —
Traité clinique du Rhumatisme articulaire, Paris, 1840. in-8.
— *Traité des maladies du cœur*, Paris, 1841 2 vol. in-8.

L'hydriatrie emploie l'eau froide en pareil cas, et d'une manière que je crois ne pouvoir mieux faire connaître qu'en rapportant l'observation suivante, recueillie à Graefenberg :

Un malade avait une forte fièvre, de la toux et des crachemens de sang, avec point de côté, céphalalgie et perte de l'appétit. Priesnitz lui prescrivit un bain de siège d'une demi-heure, des fomentations froides sur la tête, et des fomentations échauffantes, tant sur le bas-ventre que sur le côté douloureux. Les symptômes n'ayant fait que croître, on ajouta le lendemain un demi-bain dégourdi, dans lequel le malade fut bien frotté. La nuit fut mauvaise, et l'état ne s'amendant pas, on frotta le malade pendant une heure et demie, dans un bain entier dégourdi, jusqu'à ce que le froid dont il avait été saisi eût fait place à une température normale par tout le corps. Comme la maladie ne cessait de reparaitre avec une nouvelle violence, on continua les mêmes procédés pendant trois jours ; puis le malade fut enveloppé de draps mouillés, dans lesquels on le laissa suer ; on lava ensuite la sueur dans un demi-bain, et on fit prendre un bain de siège d'une demi-heure. Le point de côté et le crachement de sang n'avaient point encore disparu, et la faiblesse allait toujours croissant. Alors il fut ordonné de faire prendre, pendant trois jours de suite, quatre bains tièdes d'un quart d'heure chacun; on avait soin auparavant d'échauffer le malade en le couvrant bien, et, tandis qu'il était dans l'eau, on lui frottait la poitrine, le ventre et le dos. Des ulcérations critiques parurent, et le guérirent.

On voit, d'après cette relation incomplète, qu'il s'agissait d'une maladie inflammatoire très intense, que les premiers moyens mis en usage demeurèrent sans effet, qu'il fallut des attaques souvent renouvelées pour amener une crise salutaire, et que la guérison fut obtenue; mais il faudrait connaître la suite de l'observation, pour savoir s'il ne sera pas resté quelque point d'induration dans l'organe malade.

Une autre maladie, regardée comme péripneumonie, fut traitée de la même manière. La malade, jeune femme délicate, fut enveloppée dans des draps mouillés, qu'on changeait dès qu'ils étaient secs; la sueur finit par éclater, et on la lava soigneusement dans un bain dégourdi. On eut aussi recours à des fomentations sur le point souffrant, et à un ou deux bains de siège par jour.

Le quatrième jour parurent des sueurs critiques, et le sixième la malade partit guérie. On peut douter que cette maladie fût réellement une péripneumonie, car il n'est point fait mention de toux, et peut-être ne s'agissait-il que d'un simple rhumatisme aigu des muscles intercostaux.

Quoi qu'il en soit, ce traitement est compliqué et difficile à mettre en pratique ailleurs que dans un établissement spécial. Weiss emploie une méthode plus simple, qui consiste à envelopper le malade dans des draps mouillés, à appliquer des fomentations sur la partie enflammée, à faire boire de l'eau, et à employer le bain dégourdi, mais seulement le temps nécessaire pour laver la sueur. On assure qu'une pleurésie a été guérie ainsi en cinq jours. De mon côté, je suis parvenu à en guérir une, contre laquelle les sangsues n'avaient produit aucun effet, en appliquant des linges mouillés sur le point douloureux, et lavant plusieurs fois par jour la peau avec de l'eau froide, dont le malade buvait aussi une assez grande quantité. Mais ni ce traitement, ni celui de Weiss, ne suffiraient dans un cas grave. Beck a conseillé, dans les inflammations de poitrine, de laisser le malade pendant cinq à six heures dans un bain de siège à dix ou douze degrés, dont on refroidirait l'eau toutes les demi-heures, d'appliquer des fomentations froides sur la poitrine, de frictionner les membres inférieurs, et de faire boire abondamment de l'eau froide : suivant lui, ce procédé est suivi de succès, même dans les inflammations les plus violentes.

Dans la plupart des maladies inflammatoires, le traitement antiphlogistique que les allopathes emploient avec énergie, et sans crainte de tirer du sang, est suivi d'excellens résultats. Tout homme sans préjugé est forcé d'en convenir. Les adversaires de cette méthode blâment et affectent de craindre beaucoup les émissions sanguines qu'il exige. Mais la perte de sang est bien moins nuisible qu'on ne le croit. La faiblesse dont les sujets restent atteints pendant la convalescence doit être attribuée, pour la plus grande partie, à la secousse qu'a éprouvée l'économie et à la diète absolue qu'il a fallu observer; les saignées n'y contribuent que fort peu. Que de fois ne voit-on pas saigner dans des maladies non fébriles sans que le sujet s'en trouve le moins du monde affaibli? N'y a-t-il pas même des cas de faiblesse apparente, dans lesquels il se sent plus vigoureux après qu'on lui a tiré du sang? La nature établit souvent, dans les maladies aiguës et chroniques, des hémorrhagies qui soulagent beaucoup les malades ; chacun a pu se convaincre de l'heureuse influence qu'un saignement de nez exerce fréquemment sur le cours d'une affection inflammatoire. Comment le médecin ne se sentirait-il pas quelquefois porté à diminuer la masse du sang, lorsque tout annonce une pléthore générale, ou que ce liquide s'est amassé dans une partie enflammée ? Ce n'est pas sans but que tant de grosses veines sont situées si près de la peau qu'on peut les atteindre avec la plus grande facilité.

En tirant du sang, le médecin allopathe se propose de diminuer la congestion locale, de rétablir l'équilibre entre les artères et les veines de la partie malade et de calmer la fièvre. L'hydriatre cherche à remplir les mêmes indications en couvrant la partie enflammée de fomentations froides et enveloppant le corps de draps mouillés ; il abaisse ainsi la température du corps, il diminue l'action des vaisseaux, et, par l'influence immédiate qu'il exerce sur la peau, il favorise les évacuations critiques, les sueurs, les exanthèmes ou les ulcères. Si ces moyens ne suffisent pas, il

y ajoute le bain de siège, à titre de dérivatif, et
dans les cas les plus opiniâtres, il a encore la
ressource de l'emploi prolongé du bain dégourdi, dans lequel les frictions avec une eau peu
échauffée exaltent la fonction des tégumens et provoquent une réaction fébrile annoncée par des fris-
sons qui ne cessent qu'au moment où la température est revenue à son degré normal. Mais, de
même qu'une saignée ou une application de sangsues soulage sans détruire encore la maladie, qui
peut reparaître avec un redoublement d'énergie,
de même aussi ce phénomène a quelquefois lieu
dans le traitement par l'eau froide. L'allopathe
répète alors les émissions sanguines, ou, si les
forces ne le permettent pas, invoque le secours
d'autres moyens propres à déprimer l'activité ar-
térielle, comme le nitre, la digitale, etc.; l'hydriatre recommence l'application de ses procédés.
Dans les deux méthodes, la maladie se termine
heureusement. Laquelle est la meilleure et la plus
sûre?

Toutes deux paraissent également bonnes dans
les cas légers. Ici l'allopathe n'a pas besoin de tirer
beaucoup de sang, et il échappe au reproche de
trop affaiblir son malade; les médicamens qu'il

administre à l'intérieur n'ont rien de nuisible, et souvent ils suffisent seuls, ou avec le secours des irritans de la peau. L'hydriatre se tire d'affaire avec des fomentations, des ablutions froides et des bains de siège, sans qu'il soit nécessaire de recourir à des procédés plus embarrassans.

Dans les inflammations plus graves, on peut reprocher à l'allopathe, mais sans fondement, comme nous venons de le dire, d'employer des émissions sanguines trop copieuses, et par cela même trop affaiblissantes. L'hydriatre, de son côté, a des procédés trop complexes, fatigans pour le malade et embarrassans pour les personnes qui le soignent. L'avantage, du côté de l'allopathie, consiste en ce qu'elle agit avec promptitude et énergie sur l'activité morbide au lieu de l'inflammation, et diminue bientôt la vie plastique dans les vaisseaux. L'eau froide conduit au même résultat, mais est-ce avec la même facilité? Prévient-elle aussi sûrement les indurations, les hépatisations, les suppurations, que la saignée pratiquée à temps et dans une juste mesure? Parviendrait-elle à guérir une inflammation du cœur, du foie, de la rate, etc.? Quand l'intérieur de l'œil est enflammé au point de faire craindre la prochaine destruction de l'organe, mettrait-elle aussi certainement à l'abri de ce funeste résultat que les émissions sanguines, employées sans hésitation? L'action de la saignée est instantanée, celle de l'eau froide lente, et par conséquent plus incertaine, dans les cas où il n'y a pas de temps à perdre. A la vérité, les traitemens allopathiques les plus énergiques n'empêchent pas toujours l'inflammation de se terminer d'une manière fâcheuse; mais la promptitude avec laquelle l'exsudation succède parfois à l'inflammation, semble leur assurer une prééminence incontestable. Il y a même une maladie, le croup, dans laquelle il faut que les partisans de l'eau se gardent bien de recourir aux méthodes hydriatriques, quelque juste confiance qu'elles leur inspirent en une foule d'autres cas. On a bien prétendu que Priesnitz mettait le croup au nombre des maladies curables par ses procédés, et Munde le cite parmi les maladies qu'il assure avoir été guéries par l'eau froide ; mais nous affirmons hautement que ni l'un ni l'autre n'ont jamais vu la véritable laryngite couenneuse. Il ne faut pas croire à l'existence du croup chaque fois que la toux est glapissante, car elle a ce caractère chez beaucoup d'enfans qui ne sont cependant atteints

que d'un simple catarrhe ordinaire de la trachée.
Le vrai croup est une inflammation de la membrane muqueuse du larynx, de la trachée-artère,
et souvent aussi des bronches, avec tendance prédominante à l'exsudation d'une lymphe coagula-
ble et plastique, aux dépens de laquelle se produit
une membrane cohérente, qui tapisse la face interne des parties malades, rétrécit leur cavité, et
rend l'accès de l'air difficile. On doit distinguer
deux formes principales de cette maladie. L'une
apparaît tout-à-coup, et détermine en peu de temps
une exsudation, dont il faut se hâter de provoquer
l'expulsion si l'on ne veut pas qu'elle s'organise
en membrane ; le plus sûr moyen pour cela est de
recourir aux vomitifs, qui de plus ont l'avantage
d'exercer une influence salutaire sur le travail de
phlegmasie et d'exsudation. On est même quelquefois obligé de revenir plusieurs fois aux vomitifs,
parce qu'il n'est pas rare que les accès se reprodui-
sent tout-à-coup, après une apparence d'amélioration. J'ai guéri un petit garçon qu'il m'a fallu faire
vomir quatorze fois dans l'espace de quatre jours.
Que ferait l'eau froide en pareil cas? Comme vomitif, elle agit d'une manière trop lente, trop incertaine, et chaque minute de retard augmente le

danger. L'autre espèce de croup se développe très lentement : les malades toussent pendant plusieurs jours, sans que la toux ait un mauvais caractère, et, du reste, ils se portent bien ; l'enrouement augmente peu-à-peu, les difficultés de respirer deviennent plus grandes, et à chaque inspiration on entend un bruit particulier. Ce n'est que quand la maladie est complètement développée qu'on appelle le médecin, et presque toujours il arrive au moment où il trouve l'enfant perdu sans ressource. Ici le mal commence dans les ramifications des bronches, d'où il gagne peu-à-peu la trachée-artère et le larynx, couvrant toutes ces parties d'une membrane qui leur sert, pour ainsi dire, de doublure. Le seul moyen de salut consiste également dans l'action d'un fort vomitif, qui fait rendre la fausse membrane ; mais il est fort rare qu'on parvienne à obtenir l'expulsion de ces grandes concrétions, qui ont presque toujours contracté des adhérences avec la membrane des voies aériennes, et tous les efforts du médecin échouent. Que pourrait-on espérer de l'eau froide ? Nous ignorons du moins par laquelle de ses manières d'agir elle serait utile dans un cas où il ne s'agit que de faire disparaître un corps étranger. Si les affusions froides, conseillées par Harder, ont eu parfois quelque avantage, ce n'a pu être que dans la première forme du croup et non dans la seconde.

En général, les maladies inflammatoires ont été peu soumises à l'épreuve des méthodes curatives de Graefenberg, où elles se rencontrent fort rarement. On en peut dire autant des maladies aiguës non inflammatoires. Cependant la théorie fournit, quant à ces dernières, des inductions qui s'accordent assez bien avec le petit nombre de faits dont nous sommes redevables à l'expérience.

Dans les maladies légères de cette catégorie, par exemple, dans une fièvre gastrique produite par des écarts de régime, ou dans une fièvre catarrhale déterminée par la suppression brusque des fonctions de la peau, par le refroidissement, un vomitif, un doux sudorifique suffisent au médecin allopathe pour rétablir en peu de temps la santé. L'hydriatre n'est pas moins heureux avec l'eau froide bue en abondance, les lotions froides, et quelques enveloppemens dans des draps mouillés, ou un bain de siège. Mais s'agit-il d'une affection plus grave, tous deux ont à résoudre un problème difficile, et nous allons rechercher si même ce problème est susceptible de solution.

Examinons d'abord les exanthèmes aigus, la

scarlatine, la rougeole, la variole, etc. Nous savons, ou croyons savoir, que ces maladies sont produites par un principe spécial, que nous appelons virus. Cette substance se développe dans des conditions qui nous sont inconnues, s'empare d'un individu (ou s'engendre en lui), et en certains temps ne se propage qu'à un petit nombre de personnes, tandis qu'en d'autres momens elle attaque beaucoup de celles qui vivent rapprochées dans un même lieu : on est toujours dans le doute de savoir si la maladie s'est transmise d'un individu aux autres par contagion, où si c'est une influence épidémique qui l'a fait s'étendre sur tous ceux qu'on voit en être atteints. Peu importe ici quel système on adopte, et, pour être plus courts, nous suivrons celui de la contagion.

Personne n'ignore que, dans les cas réguliers, les maladies produites par des principes contagieux ont un cours déterminé, tant par rapport à leur durée que sous le point de vue de leurs phénomènes. A la suite d'un mouvement fébrile, les membranes muqueuses, la peau et quelquefois aussi les membranes séreuses deviennent le siège d'éruptions, qui restent un certain nombre de jours, cinq, sept ou neuf, sans subir aucun changement, comme la rougeole et la scarlatine, ou qui changent peu-à-peu de forme, comme la petite-vérole, et ensuite disparaissent. Dans la variole, il y a un produit morbide particulier, qui remplit les pustules, et qui est sécrété par la peau malade. Dans les autres, cet effet n'a point lieu, mais l'analogie doit nous porter à croire qu'il s'y opère également des excrétions vaporeuses, auxquelles on doit peut-être attribuer l'odeur toute spéciale que les malades exhalent.

Dans ces cas réguliers, il n'y a point de problème pour la médecine; elle ne peut ni ne doit rien faire : agir serait vouloir porter le trouble dans un travail qui tend de lui-même à la guérison. Les charlatans, pour ne pas paraître oisifs, prescrivent une tisane insignifiante, qui ne sert absolument à rien. L'hydriatre offre en abondance à son malade, de l'eau froide, qui le rafraîchit, et n'épuise pas sa bourse.

Mais souvent le cours de ces maladies devient irrégulier. C'est ce qui arrive :

1° Quand les fonctions de la peau sont tellement troublées qu'elle ne peut jouer le rôle qui lui revient dans la solution du travail morbide.

2° Quand la réaction, la force médicatrice de la

nature, est affaiblie par d'autres maladies déjà existantes dans le corps, ce qu'on voit chez les enfans cachectiques, et surtout chez ceux d'une constitution scrofuleuse.

3° Quand il a été absorbé une si grande quantité de principe contagieux que le système nerveux et le système vasculaire en sont comme frappés de stupeur, et que la réaction ne peut s'élever au degré nécessaire pour amener l'élimination de ce principe.

Le premier cas peut avoir lieu de deux manières différentes : ou la peau du sujet qui tombe malade fonctionne mal, ou sa fonction est troublée après le développement de l'exanthème. Quoi qu'il en soit, le système nerveux, le système vasculaire et la masse des humeurs se ressentent du principe contagieux qui est resté dans le corps, et qui agit sur les deux premiers en les frappant de paralysie, sur les humeurs en altérant leur composition. Le problème est toujours de ranimer les fonctions de la peau. L'allopathie cherche à y parvenir par des stimulans et des spiritueux, peu appropriés à l'état fébrile, qui existe toujours. L'hydriatrie y réussit mieux par des lotions fréquentes avec l'eau froide, dont les médecins allopathes eux-mêmes ont depuis long-temps reconnu l'efficacité. Mais, dans la plupart des cas, la nature triomphe seule des obstacles que lui oppose la peau. En général, on interprète mal l'apparition et la non-apparition de l'exanthème, dans ces maladies, la scarlatine surtout. Les gens du monde et même beaucoup de médecins n'aspirent qu'à voir paraître l'éruption, lorsque la maladie annonce devoir suivre une marche irrégulière. On fait tous ses efforts pour déterminer la manifestation de ce phénomène, oubliant qu'il n'est pas rare que l'éruption scarlatineuse se réduise à très peu de chose, et même n'existe pas du tout, qu'elle ne dure souvent pas au-delà de quelques heures, et que l'essence de la maladie consiste dans l'affection des membranes muqueuses, l'endolorissement et la rougeur de la gorge, jusqu'à ce que la desquamation de la peau annonce que c'est réellement la scarlatine qui a eu lieu. La réceptivité est si faible, en pareil cas, qu'il ne faut même pas une éruption cutanée pour la faire disparaître, tandis que, dans d'autres, un exanthème des plus abondans ne suffit point pour débarrasser le corps, et que la vie succombe sous les efforts qu'elle fait pour se délivrer.

Quand le système nerveux est paralysé de suite par le principe contagieux , il ne survient pas d'exanthème; mais l'absence de l'éruption n'est point cause de la mort; elle est, comme celle-ci, la conséquence de la trop profonde impression que le principe contagieux a exercée sur les deux grands facteurs de toute activité vitale, le système vasculaire et le système nerveux. Cette paralysie ne frappe souvent le système nerveux que dans ses fonctions relatives à la nutrition, et laisse intactes celles qui se rapportent au sentiment, de sorte que jusqu'au dernier moment le malade conserve sa pleine et entière connaissance.

Que péut faire la médecine dans de pareilles circonstances ? Lui est-il donné de diminuer la quantité du principe morbifique qui a été reçue dans le corps? Une même quantité de virus ne produit-elle pas des effets divers chez des individus différens? Avons-nous un contrepoison qui tue le principe contagieux, ou du moins le rende jusqu'à un certain point incapable de nuire? Est-il quelque moyen extérieur capable de faire naître l'éruption à la peau lorsque la force vivifiante intérieure est paralysée? Et cependant on voit des allopathes tourmenter leurs malades par toutes sortes de médicamens, au point de prouver clairement qu'ils ne se font une idée nette ni de la nature du mal ni des effets des remèdes qu'ils emploient. Les hydriatres ne réussiraient pas mieux avec les linges mouillés, les lotions froides et les bains dégourdis, qu'ils recommandent. Dans tous ces cas, la maladie n'est réellement, dès son début même, qu'une pénible agonie.

Il n'est pas plus facile de porter remède aux accidens que déterminent, dans ces maladies, d'autres affections cachectiques auxquelles l'organisme se trouvait déjà en proie. Nous ne saurions enlever sur le champ la cachexie, et il n'y aurait que cela qui pût détourner le danger.

On voit, d'après cet examen superficiel, que les maladies exanthématiques n'ont aucun besoin du médecin quand elles suivent régulièrement leur cours, qu'elles résistent à toutes les méthodes lorsque leur marche vient à être frappée d'une grande anomalie, et qu'il y aurait peu de chose à espérer de l'hydriatrie en pareil cas. Les hydriatres ne savent pas mieux que les allopathes s'abstenir d'applications au moins inutiles de leurs procédés. Un individu atteint de la fièvre est, sans pitié, enveloppé de suite d'un drap mouillé, ou plongé dans un bain de siège, et si le lendemain la variole, la rougeole, la scarlatine se déclare chez lui, on croit avoir favorisé l'éruption de ces exanthèmes, qui se manifestent tout seuls dans des milliers d'autres cas, et qui n'avaient par conséquent pas besoin de ce secours. On m'a raconté à Graefenberg, comme un miracle, que Priesnitz avait guéri la rougeole en huit jours avec de l'eau, et l'on refusait de croire que seule elle aurait disparu, dans le même laps de temps. Si l'on veut que l'hydriatrie contribue à simplifier nos méthodes curatives, il faut que ses partisans évitent de tomber dans la faute si commune parmi les allopathes, qu'ils n'agissent pas à tout instant, qu'ils ne prescrivent pas sans nécessité bien évidente leurs draps mouillés et leurs bains de siège, toujours si désagréables pour les malades. La force médicatrice de la nature est capable de grandes choses dans les maladies aiguës non inflammatoires.

La vérité de cet axiome est démontrée par les fièvres nerveuses, comme par les maladies exanthématiques. Nous serions entraînés trop loin si nous voulions passer en revue toutes les différentes formes de ces fièvres, et nous nous bornerons à dire, comme la seule chose qui convienne à notre but,

qu'elles aussi sont assujetties à une marche régulière. La plupart du temps elles ont pour cause
une mauvaise constitution des humeurs, un caractère veineux trop prononcé du sang ; les organes
ne recevant plus le stimulant dont ils ont besoin,
leurs fonctions se dérangent, ce qui a surtout lieu
pour les parties centrales du système nerveux, et
aussi pour les nerfs sympathiques. Voilà pourquoi nous voyons souvent les facultés intellectuelles dérangées, et les malades atteints d'un dé-
lire furieux ou frappés de stupeur. Presque toujours
la maladie nous présente le tableau d'une lutte
violente de la nature cherchant à purifier la masse
du sang des mauvais matériaux qui y sont mêlés.
Durant les premiers jours on observe parfois encore des excrétions par la peau, des sueurs dou-
ces ; mais ces sueurs disparaissent bientôt, malgré
les efforts de l'art, et elles font place à d'abondantes sécrétions des membranes muqueuses et du
foie. La diarrhée entraîne une foule de substances diversement colorées et souvent d'une odeur
infecte ; la tension et l'endolorissement du ventre
annoncent que l'afflux des humeurs a lieu surtout
vers cette partie du corps, et que les excrétions
sont le résultat de la congestion dont le tube ali-

mentaire est devenu le siège. Dans les cas graves, outre les matières que l'intestin rejette au-dehors, il s'en dépose d'autres dans son propre tissu, sous la forme de petits tubercules, qui, en se ramollissant, entraînent l'inflammation et l'ulcération de leurs alentours. Dans ceux qui le sont le moins, vers la fin du troisième septenaire, ou même dès le onzième ou treizième jour, le travail éliminatoire par le canal intestinal est déjà diminué, et une éjection critique peut commencer à s'effectuer par la peau. Il apparaît alors des sueurs, des furoncles, des exanthèmes, des abcès, des gonflemens et des suppurations au voisinage de la glande parotide. Nous ne pouvons pas plus provoquer l'une ou l'autre de ces crises qu'amener la fin de la maladie avant le terme qui lui est assigné par des causes que nous ne connaissons point. La seule chose qui nous soit permise, c'est d'apaiser tel ou tel symptôme. Mais nous ne sommes même pas en état d'affirmer que l'issue aurait été moins favorable sans nos fomentations froides sur la tête, nos vésicatoires, nos sinapismes et nos acides à l'intérieur; tout au plus avons-nous le droit de dire que nous n'avons rien fait pour troubler la nature, que nous n'avons pas nui, que peut-être nous avons diminué des accidens trop graves, et ce n'est déjà pas là un petit mérite, quand on connait la manière d'agir de certains médecins.

Dans les fièvres intermittentes, après avoir débarrassé les voies gastriques des saburres qui peuvent s'y trouver, les allopathes ont recours au sulfate de quinine. Priesnitz emploie les fomentations excitantes sur le bas-ventre, et fait prendre des bains de siège d'une heure et plus au début de l'accès; il se sert aussi de l'enveloppement dans des draps mouillés et du demi-bain dégourdi. Pendant les jours libres, le malade se baigne dans l'eau tiède, et prend deux ou trois bains de siège. Dans deux cas, dont la relation m'a été communiquée, les accès, après avoir reparu trois ou quatre fois, devinrent irréguliers, puis s'éloignèrent, et finirent par cesser tout-à-fait. J'ignore s'il y a eu récidive. Ce n'est pas assez de deux faits pour asseoir un jugement quelconque. Tout ce qu'on peut dire, c'est qu'il serait de la plus grande imprudence d'employer la méthode de Priesnitz dans les fièvres intermittentes pernicieuses.

CONCLUSION.

L'application de l'eau froide au traitement des maladies aiguës n'a jamais été négligée entièrement par les médecins; mais Priesnitz lui a fait prendre une extension qui permet d'obtenir avec son secours des effets qu'autrefois on ne pouvait faire naître qu'à l'aide de procédés allopathiques spéciaux. L'usage de ce liquide à l'intérieur, les fomentations, l'enveloppement dans des linges mouillés et les bains de siège contribuent d'une manière puissante à tempérer la fièvre, à limiter les affections locales et à développer des crises favorables. Mais l'hydriatrie ne peut remplacer l'allopathie dans les maladies qui exigent des secours prompts et énergiques, comme les violentes inflammations et les apoplexies. En revanche, elle offre de précieuses ressources dans la plupart des maladies chroniques, où l'allopathie compte si peu de succès, et nuit même plus souvent qu'elle n'est utile. L'eau n'a point de vertus spécifiques contre ces maladies; mais elle facilite le déploiement de la force médicatrice, et met la nature plus à portée d'opérer la guérison, dont seule elle fait tous les frais.

Il ne s'agit point là d'une affaire de mode, d'un caprice passager, mais d'une acquisition réelle qui restera en médecine, et qui tournera au profit de l'humanité souffrante quand les médecins voudront s'en emparer.

La méthode hydriatrique a subi le sort commun à toutes les choses humaines, où la vérité a toujours des luttes à soutenir contre la sottise et les préjugés. Elle a effrayé une foule d'intérêts qui n'ont pas manqué de se soulever. Plus elle gagne dans l'opinion, et plus on l'attaque violemment. S'il ne s'agissait que de critiques loyales, que d'un examen rigoureux fait dans l'esprit et au profit de la science, on n'aurait rien à dire; mais tel n'a point encore été le mobile des hostilités. Après avoir affecté de dédaigner l'œuvre du campagnard silésien, on n'épargne rien maintenant pour la déprécier; et dès qu'un malade meurt à Graefenberg, les gazettes retentissent de cet évènement, comme s'il était plus extraordinaire que ceux dont l'allopathie pourrait chaque jour enregistrer des milliers. Naguère encore, un sourire de pitié accueillait tout récit des grands résultats que font obtenir les traitemens hydriatriques, et aujourd'hui on peint l'eau froide sous des couleurs si noires qu'à peine semblerait-il y avoir quelque différence entre une gorgée de ce liquide et un grain d'arsenic. Ayons confiance dans le bon sens public, et espérons que ces misérables manœuvres n'empêcheront pas de soumettre à l'examen de la saine et froide raison une méthode curative qui a besoin sans doute d'être étudiée encore, mais qui a déjà subi assez d'épreuves pour qu'on soit fondé à croire qu'elle réalisera au moins une bonne partie de ses promesses (1).

(1) Voyez Bigel, *Manuel d'hydrosudopathie*, Paris, 1840, in-18. — Munde, *Hydrothérapeutique, ou l'art de guérir les maladies du corps humain sans le secours des médicamens, et de les prévenir par le régime, l'eau, la sueur, l'air, l'exercice et un genre de vie rationnel*, Paris, 1842, in-18.

FIN DE LA PREMIÈRE PARTIE.

EXPOSITION

DES

MÉTHODES HYDRIATRIQUES

DE PRIESNITZ.

—

DEUXIÈME PARTIE.

PAR LE DOCTEUR HENRI EHRENBERG.

EXPOSITION

DES

MÉTHODES HYDRIATRIQUES

DE PRIESNITZ.

—

DEUXIÈME PARTIE.

CHAPITRE Iᵉʳ.

De l'eau, comme agent thérapeutique.

> Qui n'a pas l'esprit de son âge,
> a tout le malheur de son âge.

Une tendance générale au perfectionnement caractérise l'époque où nous vivons. Cette direction, imprimée à la société et aux individus, contribue puissamment à fonder la prospérité publique et privée, puisqu'en tout temps c'est une condition du bonheur que l'homme se tienne à la hauteur de son siècle. Cependant on doit regretter qu'il soit impossible de s'élever autrement que par degrés au niveau des connaissances acquises ; car beaucoup de personnes que rebutent la lenteur et les difficultés de la route battue, croient atteindre plus promptement le but en s'y portant d'emblée,

et oublient qu'on n'y parvient ainsi qu'aux dépens
de la solidité, qui seule garantit le vrai et légitime
savoir. C'est par suite de cette tendance des esprits
que la médecine a depuis long-temps cessé d'être
'objet des études d'une classe spéciale d'hommes,
qu'elle est tombée plus vite que beaucoup d'autres
sciences dans le domaine commun, et qu'un public, de jour en jour croissant, s'est bientôt cru
en mesure et en droit de juger les principes et les
dogmes sur lesquels elle repose. L'inévitable résultat d'une telle diffusion d'idées a été l'anarchie
complète dont on est frappé quand on veut se rendre compte des opinions accréditées par rapport
à l'art de guérir et à son degré de certitude. Aujourd'hui, comme par le passé, un devoir sacré
prescrit à ceux qui ont voué leur vie entière aux
sciences médicales, de chercher à faire cesser ce
fâcheux désordre, à lever les doutes, à concilier
les opinions; mais, pour réussir, ils doivent, dans
un sujet qui touche aux plus chers intérêts du
genre humain, se mettre à la portée de tout le
monde, et répudier le langage pédantesque qui
ne pouvait convenir qu'à une époque d'engourdissement de la pensée.

L'hydriatrie voyant croître chaque jour le nombre de ses partisans, tout livre dans lequel on se propose d'en exposer les règles, doit affecter des formes populaires plutôt que scientifiques, sous peine de manquer son but, qui consiste à faire ressortir les bons effets qu'on doit attendre de cette méthode sagement appliquée, et de combattre les erreurs qui se sont déjà glissées dans le public, relativement aux résultats avantageux ou nuisibles qu'elle peut entraîner. Car si, d'un côté, les témoignages en sa faveur se sont multipliés au point d'inspirer pour elle une prédilection qui menace de dégénérer en aveugle enthousiasme, d'un autre côté, les faits attestent qu'il existe réellement une médecine par l'eau, et que l'eau possède une incontestable vertu curative.

Il serait bien difficile de définir cette vertu. Heureusement, toute définition est inutile ici, puisqu'il suffit d'observer les phénomènes qui se renouvellent à chaque instant depuis la création du monde. Quoique la civilisation en soit venue au point de bannir presque entièrement l'eau du régime diététique, et de la réduire, sous ce rapport, à un rôle très subalterne, du moins n'est-il personne qui ne se souvienne d'avoir quelquefois éprouvé l'indicible sentiment de bien-être qu'elle procure, lorsque le corps est épuisé de fatigue. A l'intérieur, comme à l'extérieur, où, il est vrai, les ablutions partielles auxquelles on se soumet journellement sont commandées plutôt par la vanité que par l'espoir d'entretenir la santé, partout et toujours elle accroît l'énergie et facilite les fonctions des parties avec lesquelles elle entre en rapport direct. Nous ne tenterons même pas ici de dérouler tous les anneaux de la chaîne qui unit le monde organique au monde organisé, ou, pour parler plus exactement, de décrire toutes les opérations chimiques, combinaisons ou éliminations, auxquelles le simple contact de l'eau avec notre corps donne lieu, et qui peuvent être la source de cet accroissement d'activité. Jusqu'à ce que la physique et la chimie aient acquis plus de clarté et de précision dans leurs dogmes, il vaut mieux déclarer l'insuffisance des vérités positives en possession desquelles nous sommes. Cet aveu sincère de notre ignorance serait décourageant si, d'un autre côté, il ne nous était permis d'assigner à une bonne partie des changemens qui nous frappent après l'application immédiate de l'eau, une explication fondée sur les lois de la nature, et d'autant plus précieuse, qu'envisagée sous le point de vue phy-

siologique, elle peut servir de base à l'édifice entier de l'hydriatrie. En effet, tout corps perd de la
chaleur quand il est touché par un autre corps
dont la température est plus basse que la sienne.
D'après cette loi, l'eau soustrait du calorique aux
surfaces du corps humain, proportionnellement
à son degré de froid et à la durée de son contact.
Cette soustraction de calorique se dénote non-
seulement par un sentiment de froid que le sujet
éprouve, mais encore par un resserrement local,
qui amène une diminution de volume appréciable
à la vue. Mais, à cet effet primaire, en succède un
autre secondaire, non moins important, dont la
manifestation n'est retardée ou empêchée que par
le degré de froideur de l'eau, la forme de son application et la durée de son action. La faculté
inhérente aux êtres organiques, qui les rend
aptes à se maintenir malgré toutes les influences
du dehors, ne tarde pas à se déployer, outre que
l'expansion entretenue par la chaleur dans les
parties que leur profondeur tient à distance de
l'eau, suffisait peut-être déjà seule pour rétablir
l'équilibre de la température. Cette faculté, sti-
mulée par l'atteinte portée à ses manifestations
naturelles, arrive à un tel degré de réaction, que

la température, abaissée dans les surfaces mises en contact avec l'eau, revient bientôt à son degré primitif, et même le dépasse de beaucoup. Nous voyons se dessiner les phénomènes d'une opération vitale énergique, la peau recouvre son expansion, elle rougit, en signe d'une activité plus grande de la circulation, parfois même le battement des artères devient plus vif et plus fréquent, et à ces symptômes se joint un sentiment général de vivification et d'échauffement. Nous retrouvons donc ici tous les effets qu'on considère généralement comme caractéristiques des excitans, et nous possédons ainsi, dans l'usage de l'eau froide, un moyen de procurer une douce et passagère stimulation.

Mais l'organisme a besoin d'une excitation extérieure, tant pour amener les organes à leur degré normal de développement que pour les maintenir dans leur état d'intégrité, et celle à laquelle donnent lieu les excitans fournis par les élémens mêmes de la nature mérite la préférence sur celle qui résulte de stimulans artificiels. C'est là une vérité depuis long-temps reconnue, et tous les livres qui, sous des titres divers, exposent les moyens de prolonger la durée de la vie humaine, ne font que la proclamer. D'ailleurs, plus nous réfléchissons sur les causes des maladies, plus nous acquérons la conviction que les excitans naturels l'emportent de beaucoup sur tous les stimulans artificiels. En effet, le nombre des maladies a crû dans la même proportion que l'espèce humaine s'est éloignée de la simplicité des mœurs primitives, et, de nos jours encore, elles exercent surtout leurs ravages là où l'on s'écarte le plus des voies de la nature. Mais ce serait mal comprendre cette dernière que de ne pas reconnaître en elle la nécessité du mauvais comme du bon côté des choses. La médecine en général, et la diététique en particulier, sont donc fondées chercher les moyens d'atténuer autant que possible ce dédain des excitans naturels qui porte une si profonde atteinte au développement de notre organisme et à la conservation de son intégrité. L'esprit humain s'est exercé d'une manière incroyable sous ce rapport. Il a signalé comme étant propres à conserver ou rétablir la santé, une multitude de moyens qui, presque tous, ont pour effet de produire une stimulation plus ou moins forte, générale ou locale, et l'on ne saurait trop admirer la flexibilité de notre natu-

re, qui sait résister aux excitations les plus
étranges, les forcer pour ainsi dire de concourir
à ses vues, et les employer au maintien de l'harmonie des fonctions. Cependant, comme ce ne
sont là que des exceptions, et que le nombre est
immense de ceux qui doivent attribuer une grande
partie de leurs souffrances au genre de vie tout
factice qu'ils ont adopté, il n'en demeure pas
moins vrai que le plus sûr moyen de conserver
sa santé jusqu'à l'âge le plus avancé est de ne recourir qu'aux seuls excitans naturels, à l'exercice,
au bon air et à l'eau. En ce qui concerne surtout
cette dernière, comme on conçoit aisément qu'u-
ne stimulation autant que possible générale et
uniforme serait bien préférable à l'excitation simplement partielle qui résulte de la manière dont
nous l'employons dans la vie commune, nous
sommes en droit d'insister sur la nécessité d'é-
tendre les limites jusqu'ici tracées à son emploi,
et de faire participer le corps entier à son influence journalière, par des bains, mais principalement par des ablutions, qui ont le grand avantage de favoriser et accélérer le développement de
la réaction, à cause de l'exercice dont elles sont
accompagnées. Les différences individuelles de

sensibilité et d'irritabilité, c'est-à-dire le degré
d'aptitude des systèmes nerveux et vasculaire à
être affectés par les impressions du dehors, jouent
ici un grand rôle quant à la manifestation plus
ou moins rapide et plus ou moins prononcée de la
réaction, de sorte qu'il est difficile de dire où l'eau
cesse d'être moyen diététique, et où elle commence
à devenir agent thérapeutique. Le mieux, sans
doute, serait de prendre pour point de départ
l'excitation passagère à laquelle se lie la conservation du bien-être. C'est donc plutôt dans les
conditions individuelles que dans le mode d'application qu'il faut chercher les limites de l'usage
de l'eau, et ce n'est qu'à titre de proposition générale qu'il est permis de dire qu'on la rend un
puissant moyen de guérison, soit en donnant plus
d'extension à son emploi général ou local, soit
en modifiant les formes de son application, prolongeant plus ou moins celle-ci, et la réitérant
à des intervalles plus ou moins rapprochés. A
l'aide de toutes ces variations, les mêmes phénomènes physiologiques qui, dans le régime diététique, font d'elle un léger stimulant, la trans-
forment en un des excitans les plus énergiques
que la médecine possède, et l'hydriatrie, qui em-

brasse toutes les formes sous lesquelles l'eau peut être mise en contact avec notre corps, devient ainsi, en médecine, une méthode excitante générale.

Après avoir ramené l'hydriatrie à ses principes, nous allons donner un aperçu rapide de la vie qu'on mène à Graefenberg, et signaler brièvement les différentes manières dont on y applique l'eau au traitement des maladies.

Voici comment la scène débute pour l'hôte de Graefenberg. Le matin, vers quatre ou cinq heures, un servant entre dans l'endroit qui la veille lui a été assigné pour demeure, et qui fort souvent répond assez mal à l'idée qu'on se forme généralement d'une chambre. L'arrivée de cet homme annonce qu'il est temps de commencer l'œuvre thérapeutique de la journée. Le malade quitte son lit, que le servant refait en toute hâte, et sur lequel il étend une épaisse et large couverture de laine. Le malade avale un verre d'eau fraîche, se dépouille de sa chemise, et se couche, les bras étendus le long du corps, sur cette couverture, dans laquelle on l'enveloppe de manière à ne lui laisser de libre que la tête, qu'on lui entoure aussi d'une pièce de toile, afin que la figure reste seule en rapport avec l'air.

Il doit conserver cette attitude forcée jusqu'à ce que, par l'obstacle opposé au dégagement de la chaleur du corps, l'expansion générale se soit élevée au point qu'une sueur abondante ruisselle sur toute la surface de la peau, ce qui exige un temps plus ou moins long, terme moyen un laps de deux heures, selon l'individualité du sujet, la température de la chambre et l'adresse du servant. Dès que la sueur a paru, on l'entretient, si on le juge nécessaire, en faisant boire fréquemment de l'eau froide. Priesnitz la laisse souvent couler pendant plusieurs heures; mais la plupart se contentent d'une demi-heure. Alors le malade, toujours enveloppé, se rend à la salle de bain; là, il quitte sa couverture, et entre dans l'eau froide, où il se frotte vivement tout le corps, avec l'assistance du servant, qui lui arrose aussi la tête. Au bout de quelques minutes, ils sort de la cuve, s'essuie, s'enveloppe d'une robe de chambre, revient dans son logis, où il s'habille en toute diligence, et va se promener, pour aider au développement de la réaction. En même temps, il boit de l'eau fraîche, dont la quantité est généralement prescrite par Priesnitz. Bien qu'il soit laissé, sous ce rapport, une grande latitude à l'arbitraire de chacun, on peut l'évaluer, terme moyen, à dix ou quinze verres pour le courant de la journée. Cette eau est prise à la source même, circonstance de laquelle, sans contredit, dépend une grande partie des effets salutaires qu'elle produit; car elle occasione rarement ces pesanteurs incommodes qui sont fréquemment la conséquence immédiate de l'ingestion d'une grande quantité d'eau ordinaire.

Après s'être promené pendant plusieurs heures, tout en buvant, le malade revient prendre son déjeuner, qui consiste en pain, beurre et lait. Comme les actes de la matinée exigent plus ou moins de temps, suivant les individus, puisqu'il y en a chez lesquels la sueur paraît au bout de deux heures, et d'autres où elle en demande quatre, que celui-ci boit dix verres d'eau et celui-là vingt, il n'y a point d'heure fixe pour le premier repas de la journée. Après ce repas, les malades sont pour la plupart libres de se livrer aux occupations de leurgoût; mais ils ne jouissent pas long-temps de cette faculté, et l'on voit une bonne partie d'entre eux s'acheminer vers la forêt, pour y prendre des douches, ou se retirer dans leur cellule, pour y goûter le plaisir d'un bain de siège. Vers une heure, la société se réunit pour le dîner, où chacun apporte un excellent appétit, qui supplée à la simplicité des mets. Puis, si les circonstances n'obligent pas de répéter quelqu'un des actes de la matinée, on retourne à la promenade, sans négliger l'eau, qu'on boit néanmoins à de plus longs intervalles. La cloche du soir rappelle de nouveau les convives pour le souper, qui ressemble exactement au déjeuner, et auquel succèdent, le dimanche, des jeux et des danses.

Les bains généraux et la boisson ne sont pas les seules manières dont on emploie l'eau à Graefenberg. Les bains locaux, comme ceux de pieds, de jambes, de mains, de bras et même de tête, y jouent aussi leur rôle. Mais on y fait surtout un grand usage des applications de linge mouillé qu'on renouvelle, suivant le cas, tantôt quand il s'est échauffé, et tantôt seulement lorsqu'il est devenu tout-à-fait sec. La plupart des malades, ceux surtout qui sont atteints d'affections abdominales, portent constamment autour du corps ce qu'on appelle la ceinture de Neptune, une bande de linge mouillé, qu'ils changent chaque fois qu'elle cesse d'être humide. Il y a aussi des circonstances particulières où l'on s'enveloppe le corps entier dans des draps mouillés.

Tels sont, retracés à grands traits, et le genre de vie auquel sont soumis les hôtes de Graefenberg, et les différens modes d'application de l'eau qu'on a jusqu'ici adoptés dans cet établissement.

Quelques doutes pouvant s'élever dans l'esprit du lecteur prudent sur la convenance de l'acte par lequel commence la journée, il ne sera pas hors de propos d'en examiner ici les résultats physiologiques. Cet acte m'a paru à moi-même l'un des plus dignes d'être pris en considération, et j'en ai fait long-temps le sujet de mes méditations. J'attachais surtout du prix à découvrir comment Priesnitz avait pu être conduit à faire précéder le bain d'une diaphorèse excitée par l'enveloppement général du corps, car je n'ignorais pas que, pendant plusieurs années, il avait employé l'eau avec de grands succès, sans reconnaître la nécessité de provoquer préalablement la sueur. Voici ce que j'ai appris à cet égard. Un malade qui, ayant déjà fait usage des bains de vapeur russes, savait par expérience qu'on peut sans danger exposer le corps ruisselant de sueur à l'action de l'eau froide, s'éveilla un matin, à Graefenberg, tout trempé de sueur, et, sans attendre que sa peau fût ressuyée, alla se plonger dans un bain froid. Ce fait ayant démontré qu'il

n'y avait rien à craindre d'une si brusque transi-
tion, on en vint bientôt à se convaincre que le résultat pouvait être avantageux, puis on reconnut
qu'il était nécessaire que la provocation de la sueur
précédât le bain froid, et en peu de temps cette
méthode acquit tant d'importance qu'aujourd'hui
c'est à peine si l'on peut concevoir un traitement
par l'eau sans elle. Ainsi le hasard seul a mis sur
ses traces. Mais elle joue un rôle trop considérable
pour qu'on puisse se dispenser de rechercher quels
sont les phénomènes auxquels elle donne lieu,
d'autant plus que cet examen doit apprendre jusqu'à quel point elle est à sa place, ou même nécessaire, dans la série des actes dont l'ensemble constitue un traitement par l'eau.

J'ai déjà dit qu'en faisant un traitement par
l'eau on se soumettait à une méthode générale
d'excitation. Il n'est pas besoin assurément de
s'enfoncer dans les profondeurs de la science pour
reconnaître qu'en s'opposant à la déperdition du
calorique par l'épaisse couverture de laine dont
on enveloppe le corps, on détermine une expansion qui doit s'étendre peu-à-peu jusqu'aux ramifications vasculaires les plus déliées, en sorte
qu'on aurait de la peine à concevoir une meil-

leure manière d'accroître généralement et uniformément l'activité vitale. Si, ensuite, on réfléchit à l'action du bain froid, si l'on se la représente telle qu'elle est réellement, une atteinte portée aux droits de la nature, à la tranquillité du cours des fonctions naturelles, on est tenté de voir dans cette rétention de la chaleur, dans cette expansion, dans cette tension du système vasculaire, dans cette exaltation de l'élasticité, en un mot, dans cette provocation de l'organisme entier à un déploiement plus complet de ses fonctions, une sorte de levée en masse pour être en mesure de repousser toute espèce d'agression. Ainsi, par ce premier procédé, on agit déjà dans le sens du but qu'on se propose en ayant recours au traitement par l'eau, et qui est de faire naître une excitation générale de l'organisme. Ainsi, ce procédé est bien à sa place parmi les autres, et parfois même il mérite réellement d'être mis en première ligne. Ainsi l'on parvient à donner une explication satisfaisante peut-être d'un phénomène qui, au premier aperçu, semblait une insoluble énigme. Il y a plus : en parlant des idées qui viennent d'être exposées, on arrive à concevoir non-seulement qu'il est permis, comme le démontre l'expérience journalière, de recourir à ce procédé sans la moindre appréhension, mais encore qu'il est convenable, qu'il est nécessaire de l'employer, son résultat étant d'éveiller la réaction, qui ne doit jamais être perdue de vue dans l'emploi du bain froid, et de la mettre en mesure de résister avec efficacité; car, en supposant le corps à son degré ordinaire de chaleur, l'impression générale et subite du froid déterminerait un refoulement vers l'intérieur qui pourrait devenir nuisible si la force de résistance ne se portait pas à l'extérieur avec assez de promptitude pour ramener l'harmonie dans les fonctions ou rétablir l'équilibre de la température. C'est ici, plus que partout ailleurs, je pense, qu'il convient de s'élever contre ceux qui n'attribuent les vertus thérapeutiques de l'eau qu'à sa basse température. Si leur opinion était fondée, à quoi bon l'immersion dans l'eau froide, puisque l'exposition du corps ruisselant de sueur à l'air devrait produire le même effet? Or, on se trouverait fort mal, à coup sûr, de tenter l'expérience; elle n'a point été faite formellement à Graefenberg, mais on y connait plus d'un exemple de personnes qui, craignant d'avoir une attaque d'apoplexie, hésitaient à se plonger, baignées de sueur, dans l'eau froide, et, avant de s'y décider, restaient quelques instans le corps nu à l'air libre : on ne tardait pas à voir se déclarer les conséquences redoutables du refroidissement, et presque toujours ce n'était qu'en déployant l'appareil excitant dans toute sa latitude qu'on parvenait ensuite à prévenir la mort. L'eau se montre ici douée d'une action particulière, qui surprend d'autant plus que toute tentative de l'expliquer laisse quelque chose à désirer. Pourquoi se refroidit-on à l'air, même quand il y a un degré élevé de température, tandis qu'on ne se refroidit point dans l'eau, même lorsqu'elle est à une température bien plus basse? Il nous manque, pour résoudre ce problème, des données sur les propriétés physiques et chimiques de l'air et de l'eau, sans lesquelles on ne saurait dire en quoi consiste, à proprement parler, le phénomène appelé refroidissement, dans le sens médical du mot, ni comment les rapports de l'organisme avec le monde extérieur sont tous différens lorsque notre corps vient à être entouré d'eau, ou quand il est baigné d'air, par lequel cependant il a l'habitude d'être enveloppé. C'est là certainement un digne sujet de recherches pour les physiciens, les chimistes et les physiologistes. Quant à nous, engagés dans une voie pratique, et de qui l'on exige d'agir sous la conduite de l'expérience, nous croyons avoir satisfait à nos devoirs en essayant d'appeler l'attention sur ce phénomène et en prenant patience.

Nous fatiguerions le lecteur si nous voulions examiner l'une après l'autre les diverses manières d'employer l'eau. Le fond est le même partout, et en partant du point de vue sous lequel nous venons de nous placer, il devient facile d'appliquer nos réflexions générales à chacune d'elles. Ainsi, par exemple, il est clair que quand on a surtout en vue l'effet primaire, la soustraction de calorique, on parvient au but en prolongeant l'action immédiate et non interrompue de l'eau froide, tandis qu'en abrégeant cette action on peut compter sur une prompte réaction. Il est évident aussi que les ablutions avec de l'eau tiède, ou, comme on dit, dégourdie, conviennent, et remplacent avantageusement le bain froid au début du traitement, lorsque l'âge du sujet, sa faiblesse ou l'atonie de la peau ne permettent pas d'espérer tout d'abord une réaction énergique. Les bains locaux accroissent l'activité vitale dans les parties qu'on y soumet, et ce n'est qu'à la faveur de circonstances particu-

lières, comme une irritabilité très prononcée du
sujet, un froid considérable de l'eau, la longue durée de son application, ou la répétition de son emploi
à de courts intervalles, qu'ils produisent le même
effet sur l'organisme entier; le premier degré de leur
action met donc entre nos mains un puissant moyen
de provoquer cette dérivation qui joue un si grand
rôle dans la plupart des systèmes de pathologie et
de thérapeutique, car la loi qui veut qu'on parvienne à diminuer une irritation par une autre irritation déterminée sur un point éloigné, est sortie
triomphante de toutes les discussions. Ainsi le bain
de siège et le bain de pieds sont un remède certain
contre les maux de tête et les congestions vers la
poitrine. Une autre forme, non moins importante,
et dont on doit aussi tirer beaucoup de profit, est
celle des applications locales ou générales de corps
humides, dans lesquelles à l'action de l'eau se joint
celle de l'étoffe qui serre la partie et la met à l'abri
du contact de l'air, de sorte que nous trouvons
réunis en elles les effets de la stimulation, de la dérivation et de la résorption. Si, la plupart du temps,
leur action demeure purement locale, superficielle,
elle ne s'en propage cependant pas moins à une assez grande profondeur pour que, lorsqu'on les

emploie, par exemple, sur le bas-ventre, la soustraction momentanée de chaleur qu'elles déterminent au premier abord, soit suivie pendant quelque
temps d'un excitation générale de la circulation et
d'un plus libre exercice des fonctions de tous les
viscères abdominaux, ce qui les rend d'une efficacité extraordinaire dans les affections si nombreuses et si répandues de ces organes. Enfin, il est une
dernière forme sous laquelle l'application de l'eau
mérite toute notre attention, attendu qu'elle ne
permet guère d'exclure cette dernière du cercle des
remèdes les plus héroïques ; nous voulons parler
des douches. Comme la hauteur de la chute augmente la pression du liquide, l'action est aussi
plus énergique, l'influence sur les fonctions plus
grande, la réaction locale et générale plus prononcée que dans tous les autres modes. Celui qui voudrait classer ces modes d'après le degré d'excitation
produite, aurait donc à mettre au bas de la série
les simples lotions avec de l'eau tempérée, et à
l'autre extrémité la douche. En variant le degré
de froid du liquide, l'employant d'une manière locale ou générale, l'appliquant plus ou moins long-
temps, et lui donnant plus ou moins de force
d'impulsion, on arrive sans peine à réaliser cette

échelle de gradation, que l'empirisme a fait reconnaître à Graefenberg, où la règle veut qu'on ne passe au bain froid qu'après quelques jours d'ablutions avec de l'eau tempérée, qu'on ne prenne les douches qu'au bout de plusieurs semaines, et qu'ensuite on parcourre de nouveau les mêmes degrés en sens inverse.

CHAPITRE II.

Des circonstances dans lesquelles il convient d'employer l'eau comme agent thérapeutique.

In certis unitas, in dubiis libertas,
in omnibus caritas.

Peu de mots suffiraient pour résoudre la question de savoir quels sont les cas dans lesquels il convient d'employer l'eau à titre d'agent thérapeutique ; car on pourrait se borner à dire que c'est toutes les fois qu'il y a indication de recourir à un stimulant, à une méthode stimulante. Mais je me garderai bien d'en rester à un si bref énoncé, dont le public aurait d'autant moins sujet d'être satisfait, que jusqu'ici tous les auteurs ont pris plaisir à s'étendre sur ce point, pour aller au devant des désirs de chacun, et se sont engagés ainsi dans des détails qui dépassent de beaucoup ce

qu'il est permis d'avancer quand on ne veut pas
sortir de la ligne du vrai. Je suis même convaincu
qu'en suivant le système dont on a cru devoir faire
choix pour remplir les conditions d'un ouvrage
populaire, c'est-à-dire en donnant des listes de
maladies après le nom de chacune desquelles se
trouvent inscrits les modes d'application de l'eau
qui semblent convenir le mieux, et par là donnant
involontairement à croire au lecteur qu'il n'a besoin que de s'inculquer ces courtes remarques dans
la mémoire pour devenir médecin, on contribue
bien plus à fausser les esprits, à rendre l'hydriatrie impossible, et à la faire rejeter, qu'à éclairer
l'opinion publique et la disposer en faveur de l'eau.

Malgré les progrès des lumières, la partie même
la plus éclairée du public est loin encore de pouvoir rivaliser avec l'homme de l'art dans le tracé
de l'image d'une maladie, à le suivre dans l'indication du plan de traitement. Ce qui le prouve, entre autres, c'est ce qu'on entend répéter à chaque
instant que si le médecin pouvait plonger ses regards dans le corps, il lui deviendrait facile de
trouver le remède propre à guérir la maladie. Cette
assertion repose sur deux erreurs. D'abord, nous
sommes fort souvent en état de rattacher aux phé-

nomènes morbides extérieurs des idées aussi exac-
tes, quant à ce qui se passe dans l'intérieur du
corps, que si nous avions cet intérieur sous les
yeux; en second lieu, quoique nous parvenions
souvent à fonder notre méthode de traitement sur
cette connaissance, il arrive fréquemment aussi
qu'elle ne nous apprend rien relativement au choix
des remèdes, qu'elle nous laisse dans la même im-
puissance que si nous ne l'avions pas acquise, et
que sa possession ne nous est d'aucun secours
pour retarder la mort qui s'avance à grands pas.
Le reproche ne manquait peut-être pas de justesse
autrefois, quand la médecine était encore peu
avancée comme science; mais il ne convient plus a
notre époque, si avantageusement distinguée des
temps passés par le soin qu'on met à observer les
changemens matériels survenus dans la structure
des organes et la constitution des humeurs, qui,
en se reflétant à l'extérieur, produisent les symptômes accessibles à nos sens, dont la réunion porte
le nom, soit de maladie en général, soit de telle
ou telle maladie en particulier. L'étude de ces
changemens constitue une science nouvelle, appelée anatomie pathologique, à laquelle il ne manque, pour être appréciée partout à sa juste valeur,

que d'offrir moins de difficultés et de ne pas être
nécessairement confinée dans les grandes villes ;
car de vastes établissemens publics peuvent seuls
fournir l'occasion de pratiquer les nombreuses ouvertures de cadavres sans lesquelles il ne faut songer ni à l'étudier, ni moins encore à la perfectionner. La médecine moderne s'est également enrichie
d'une méthode d'exploration, l'auscultation et la
percussion, à laquelle on doit des résultats presque merveilleux. Nous pouvons donc affirmer que
le reproche qui nous est adressé par les personnes
étrangères à notre profession manque de fondement, puisque avec les moyens dont nous disposons,
il nous est permis, dans beaucoup de cas, non-seulement de reconnaître l'état des parties intérieures comme nous pourrions le faire avec nos yeux,
et d'indiquer les causes des phénomènes qui tra-
hissent cet état à l'extérieur, mais même aussi de
raisonner avec un assez haut degré de probabilité
sur ceux qui ont eu lieu par le passé et sur ceux
que l'avenir prépare.

Pour rester dans le vrai, il faut partager la médecine en deux branches distinctes : l'une étudie
la nature et l'essence des maladies, en tant qu'elles
sont susceptibles de se révéler à nous par des ré-

sultats matériels ; l'autre se propose de mettre fin
aux actes qui produisent ces résultats, de ramener
l'organisme à ses conditions normales de structure
et de composition, à étouffer le plus promptement
possible un germe qui menace de devenir un fruit
malfaisant. Ainsi, nous pouvons dire, sans blesser
la modestie, que nous avons parcouru la moitié de
la carrière tracée devant nous ; et quand bien même
on nous contesterait que cette moitié soit la plus
importante, il n'en demeurerait pas moins vrai
qu'elle est la première, et qu'on est plus sûr d'arriver à la fin d'une chose dont on tient le commencement qu'au commencement de celle dont on ne
possède que la fin. A la vérité, il y a une circonstance qui diminue singulièrement notre satisfaction, c'est que le travail qui donne lieu à ce développement des maladies s'accomplit bien au-
delà des limites que nous avons découvertes à sa
manifestation matérielle, et qu'il ne nous est pas
permis, même dans nos vœux les plus hardis, d'espérer qu'un jour nous soyons appelés à franchir
ces limites, nul esprit créé n'ayant les qualités re-
quises pour pénétrer dans le sanctuaire où la nature élabore et fabrique l'organisation, où elle dispose de moyens et de forces dont elle ne nous dé-

voilera jamais le secret. Mais si les faits positifs dont notre savoir s'est enrichi ne suffisent pas, à beaucoup près, pour que nous puissions poursuivre chaque produit morbide jusque dans ses principes, remonter à son germe, et acquérir ainsi des notions qui exerceraient la plus heureuse influence sur la thérapeutique, ces mêmes vérités, jointes à celles dont nous sommes redevables à d'autres branches de la médecine, nous permettent cependant de satisfaire aux exigences de la pratique, en ce sens qu'elles nous rendent capables de juger d'une manière prompte et sûre si la guérison est possible ou non. Cette aptitude a plus d'importance qu'on ne serait tenté d'abord de lui en accorder, car la conviction qui naît de là dans l'esprit du médecin, outre qu'elle met sa conscience en repos, lui épargne toute hésitation quand il s'agit de choisir entre les moyens propres à obtenir une guérison radicale et ceux qui ne peuvent qu'apaiser certains symptômes, sans compter que, quand il reconnaît la possibilité de guérir, il entrevoit par cela même une foule d'indices qui le mettent sur la voie du traitement.

Un médecin praticien ne doit donc pas se borner à connaître les maladies, à savoir quelle est

celle qu'il a sous les yeux, à conclure des phénomènes extérieurs, ou des symptômes, les anomalies qui sont survenues dans l'intérieur : il doit
encore guérir. Ne craignons pas de dire sur le
champ que c'est là notre côté faible, notre point
vulnérable ; mais, après cet aveu, examinons quels
sont les moyens dont nous disposons pour arriver
à la solution du problème. Naturellement il ne
peut être question ici que des maladies sur le
compte desquelles nous avons la conviction qu'elles sont curables. Voici comment nous procédons
à leur égard. Nous commençons par recueillir les
symptômes accessibles à nos yeux, à notre oreille,
à notre toucher, nous les complétons par les renseignemens que le malade nous donne, et, à l'aide
de notions acquises dans nos études antérieures, nous nous formons une idée du foyer de
la maladie, dont les phénomènes extérieurs ne
sont que le reflet. Il nous arrive quelquefois de
tirer cette déduction avec une certitude qui ne
laisse pas la moindre place au doute. Mais souvent aussi le foyer à la découverte duquel nous
parvenons, n'est lui-même qu'un produit morbide, un symptôme ; nous nous trouvons placés
alors en face du rideau derrière lequel la nature

travaille sans relâche au bien de l'organisme. L'esprit humain a senti de bonne heure qu'un coup-d'œil jeté derrière ce rideau donnerait une face toute nouvelle à ce qu'il lui est permis de connaître, et que ses actions en deviendraient bien plus sûres. Il n'a rien épargné non plus pour y parvenir, comme l'attestent surtout les infatigables recherches de la chimie inorganique et organique. Néanmoins, les vérités positives auxquelles on est arrivé sont si peu de chose, comparativement aux efforts qu'il a fallu faire, que, pour les rendre susceptibles d'application, on a cru devoir les envelopper d'hypothèses, souvent ingénieuses sans doute, mais dont la stérilité, toutes les fois qu'on a voulu les soumettre à l'épreuve de la pratique, atteste qu'elles ne sont point une image fidèle des opérations de la nature. Quoi qu'il en soit, aussi long-temps que la chimie et la physique ne fourniront pas de meilleurs matériaux, les médecins seront obligés de rattacher leur traitement radical à ce qu'ils ont appris jusqu'à ce jour, et d'attribuer les dérangemens de la santé, soit au défaut ou à l'excès de tel ou tel élément, soit à l'exaltation ou à la diminution des forces, dans tel ou tel organe, dans tel ou tel système d'organes, ou dans l'organisme entier, soit enfin à la réunion de ces deux ordres de causes.

On voit, d'après cela, quel est le but du traitement radical. Le médecin qui y a recours se propose de ramener à l'état normal, tantôt la composition matérielle et tantôt la fonction. C'est à ces deux chefs que se rapportent tous les agens dont il dispose. En se plaçant sous ce point de vue, on arrive à se former un idéal de la médecine. Effectivement, si nous possédions la certitude mathématique à l'égard des anomalies de composition ou de fonction qui font la base de chaque maladie; si, connaissant parfaitement les propriétés et le mode d'action chimique des moyens thérapeutiques, nous étions en mesure de les appliquer à propos, pour mettre fin aux désordres qui constituent la maladie, rétablir la composition matérielle et régulariser les fonctions; si, enfin, nous étions tellement maîtres de ces moyens, qu'il nous fût donné d'en calculer rigoureusement le degré nécessaire d'action, nous pourrions, dans un juste sentiment d'orgueil, dédaigner les sarcasmes par lesquels l'ignorance ou l'impudence cherche, de nos jours, à rapetisser le mérite de la médecine, comme science. Voilà ce qui nous semble être l'idéal de la médecine, le but qu'il ne faut jamais perdre de vue, celui vers lequel on doit tendre sans cesse ; malheureusement il en est de cet idéal comme de tous les autres, nous pouvons bien en approcher, mais il nous sera impossible d'y atteindre tant que nos actions porteront le sceau d'imperfection imprimé à toutes les choses d'ici-bas.

Ayant posé comme première condition, pour guérir, une connaissance suffisante des anomalies survenues dans la composition matérielle et l'action des organes, sans dissimuler qu'il y a fort peu de cas où nous ayons quelque certitude sous ce rapport, que, dans beaucoup, nous ignorons totalement quel est le mode de l'anomalie, et qu'enfin, dans plusieurs, nous ne savons même pas si elle porte sur la composition ou sur l'action, on voit que cette condition seule suffirait pour rendre la solution du problème difficile ou impossible. La seconde, ou celle de bien connaître les moyens que la matière médicale met à notre disposition, permet-elle d'espérer un résultat plus favorable? Nous avons déjà dit que, parmi ces moyens, les uns agissent directement sur la composition, les autres sur l'activité vitale, plusieurs, enfin, sur l'une et l'autre à-la-fois , à moins qu'on ne veuille considérer la double action qu'on voit se dérouler comme la conséquence de la régularisation directe de l'activité ou de la composition , car la physiologie enseigne que, quand on change le mode d'action d'un organe , sa composition matérielle doit se modifier aussi , et *vice versa*. Nous sommes déjà convenus qu'il n'y a que peu d'états morbides où l'on ait la certitude que la cause finale se rattache à telle ou telle anomalie, et que le nombre est bien plus limité encore de ceux dans lesquels on parvient à exercer sur le foyer de la maladie une influence directe telle que les moyens auxquels on a recours détruisent, en vertu des lois de la chimie , ce qu'on avait reconnu être la cause de cette maladie. Cependant il existe incontestablement quelques remèdes agissant ainsi d'une manière chimique , dont le temps n'a fait que consolider la juste réputation , pourvu qu'on n'exige pas d'eux plus qu'on n'est en droit de leur demander. Les médecins ayant reconnu de bonne heure les avantages de la situation dans laquelle ils se placent quand ils ne font qu'appliquer les vérités acquises par la voie de la chimie , ils ont dû chercher à les multiplier ; mais trois circonstances les empêchèrent d'arriver au même degré de certitude, l'ignorance des vertus médicinales dévolues aux moyens qu'ils employaient, celle des causes finales de la maladie, et l'impossibilité d'exercer une action directe, puisqu'il faut chercher celle qui s'accomplit loin des organes par lesquels est entretenu le rapport immédiat entre le monde extérieur et l'économie animale. Ici encore on crut échapper à la difficulté en ajoutant aux faits positifs, aux vérités fondées sur les lois de la nature, des additions empruntées à l'expérimentation. On varia la forme des substances, on les administra d'abord avec circonspection, puis avec plus de hardiesse ; et comme ensuite on remarqua des changemens, même parfois des guérisons, ce résultat heureux compensa le dépit intérieur qu'on devait ressentir d'ignorer quelle était la manière dont elles agissaient. Une place fut donc assignée à ces substances parmi celles qu'on possédait déjà, et ainsi commença la longue série des médicamens dynamiques, épithète par laquelle on désigne ceux que l'expérience a prouvé être capables de produire un effet déterminé, mais sans qu'il nous soit donné d'expliquer le pourquoi ni le comment de leur action, autrement que par des hypothèses.

Tout porte à croire néanmoins que cette action est chimique aussi, qu'elle se passe seulement plus loin de nos regards, et qu'un temps viendra où les investigations de la science répandront sur elle le jour nécessaire pour ramener les corps qui la possèdent à la catégorie de ceux sur la manière d'agir desquels nous ne conservons aucun doute. Ici donc commence la nécessité d'accorder une large place, dans l'histoire de l'art médical, aux expérimentations, qui ont pullulé de toutes parts avec tant de rapidité et acquis tant d'empire dans la pratique, qu'à peine nous permettent-elles d'apercevoir la médecine proprement dite, la science fondée sur les lois de la nature. Un hasard inespéré a plus d'une fois séduit, au point qu'on a cru pouvoir renoncer à la marche sûre, mais lente, du progrès scientifique. On a même poussé le vertige jusqu'à déclarer la médecine une science toute d'expérimentation, sans s'apercevoir que l'alliance de ces deux mots implique contradiction, car la science se compose d'un assemblage de vérités constatées, et l'expérimentation n'est qu'un des moyens d'arriver à la vérité. Aussi un vaste champ a-t-il été ouvert aux hypothèses, qui ont varié au gré des individus, chacun demeurant

bien convaincu que la sienne était la meilleure.
De là tant d'aberrations de l'esprit humain, tant
de systèmes passés et présens, qui n'ont souvent
joui que d'une existence éphémère, et tout cet
arsenal qui s'étale orgueilleusement sur les rayons
de nos pharmacies. Le *post hoc propter hoc* a été
la devise de périodes entières, et il a exercé une
si grande influence, que même les meilleures têtes
n'ont pas appréhendé de s'y soumettre. Cette tendance, dans laquelle on ne voit rien de scientifique, aurait, jusqu'à un certain point, pour excuse,
que l'expérimentation est une voie qui peut conduire à des vérités dont la découverte tournerait au
profit de la science; mais ce ne serait pas un travail
ingrat que de rechercher si l'avantage a compensé
les inconvéniens. Quelques observations recueillies par cette voie, ont conduit à reconnaître que
l'action de certaines substances se concentre spécialement sur certains organes ou systèmes d'organes, et y détermine des effets plus prononcés
que dans le reste de l'organisme. Les systémati-
ques n'ont pas tardé à bâtir là-dessus l'édifice
d'une nouvelle méthode curative, de ce qu'ils ap-
pellent la médecine spécifique, sans qu'avec ces
mots, qui ne présentent aucun sens clair à l'es-

prit, ils soient parvenus à nous rendre le phénomène lui-même plus facile à concevoir. Nous
rencontrons, entr'autres, sur cette route, l'homœopathie moderne, depuis que les plus éclairés
de ses partisans ont renoncé à défendre des dogmes qui n'avaient pour eux aucun phénomène,
aucune loi de la nature. On ne peut que la féliciter
d'avoir ainsi changé de direction, et pris pour
règle de conduite des principes empruntés à tous
les systèmes, celui de Hahnemann excepté. Espérons qu'en apprenant cette apostasie presque clan-
destine, le monde ne lui en portera pas rancune,
car c'est un axiome éternellement vrai, que les
médecins sont ce que le public les fait, et que
celui-ci ne doit s'en prendre qu'à lui s'ils ne sont
pas ce qu'ils devraient et voudraient être.

Rien n'est plus facile que de démontrer l'inanité
et le caractère fallacieux des expérimentations,
dont les résultats ne peuvent être admis au nombre des vérités, qu'autant qu'on est parvenu à
reconnaître la loi du phénomène qu'elles nous
dévoilent et la nécessité de sa manifestation. Com-
parons ces masses d'expérimentations dont s'en-
flent nos manuels et nos journaux, avec le petit
nombre de vérités dont les plus dignes représen-

tans de la science et de leur siècle osent avouer la légitimité. Où sont les arcanes qui ont fondé la réputation de ces hommes dont nous vénérons la mémoire? Chose surprenante! bien qu'une grande distance ait séparé leurs sphères d'action, et que les uns aient brillé au Nord, les autres au Midi, on n'en découvre pas moins des traits frappans de ressemblance dans leur conduite; tous avaient pour principe *in simplici salus*, tous étaient sobres de médicamens, et quelques-uns n'hésitaient pas à dire qu'avec deux ou trois substances, employées à propos, on arrive à des résultats infinis. *Qui longas formulas componit, peccat aut fraude aut ignorantiá*, s'écriait Linné, bien avant les homœopathes, qui veulent à tout prix s'attribuer le mérite de la simplification qu'on remarque dans les prescriptions des médecins. Je me félicite tous les jours d'avoir eu pour guide, à mon début dans la pratique, un homme qui connaissait le prix de la simplicité, et qui résumait sa longue expérience en ces termes : *Medicina nulla interdum optima*. Il n'en faut pas trop vouloir cependant à la méthode des expérimentations, car c'est à elle surtout que nous devons de connaître toute la valeur d'une vérité à laquelle quelques médecins des anciens temps n'étaient sans doute pas demeurés étrangers, mais qui jamais n'a été plus répandue qu'aujourd'hui, le *medicus naturæ minister*. Cette vérité donne la clef d'une foule de phénomènes journaliers, dont sans elle on ne saurait se rendre compte. Que vingt médecins soient appelés à traiter une même maladie, ils l'attaqueront de vingt manières différentes, ce qui n'empêchera pas que tous réussissent. N'est-ce pas là le cas d'admirer, avec Hildebrandt, cette *vis naturæ medicatrix, qui toties morbum et medicum vincit*. Baglivi employait une métaphore originale pour exprimer sa pensée sur la force médicatrice de la nature ; il comparait la maladie à la chute d'un homme dans un trou ; les témoins de l'accident s'empressent de jeter au malheureux tout ce qui leur tombe sous la main, afin de lui porter secours, et après mille essais infructueux, il parvient en effet à en tirer parti ; la nature agit de même, dans les maladies, avec les médicamens ; elle les essaie jusqu'à ce qu'elle ait découvert en eux un côté par où ils peuvent lui être utiles. C'est probablement dans ce sens qu'un professeur d'une des premières universités d'Allemagne disait naguère, devant un nombreux auditoire, qu'il ne faut pas craindre d'associer ensemble beaucoup de médicamens correspondans à des indications diverses, parce que l'état pathologique sait démêler parmi eux celui qui lui convient. Cette phrase, assez mal sonnante sans doute aux oreilles de jeunes gens encore imbus de la croyance à la certitude de la médecine comme art de guérir, à l'infaillibilité de chacun des moyens qu'elle emploie, donnait bien à entendre que ce n'est point le médecin, mais la nature seule, qui guérit la maladie, et peut-être n'était-ce qu'un faux calcul d'amour-propre qui avait empêché de formuler la pensée en termes plus nets et plus explicites.

Une conséquence nécessaire de la révolution qui s'est opérée dans les idées des médecins, a été la conviction intime du peu d'importance de la plupart des substances qui peuplent nos pharmacies. Car il y en a fort peu dont la manière d'agir nous soit bien connue, parce qu'elle repose sur les lois de la chimie, et le nombre n'est pas grand non plus de celles à l'égard desquelles l'expérimentation, si elle n'a rien appris qui permette d'en rapporter l'action à des principes scientifiques, a cependant mis hors de doute qu'avec leur secours on parvient à produire précisément l'effet qu'on a en vue dans la mise à exécution d'un plan de traitement, sans que, d'un autre côté, l'intégrité de l'organisme se trouve compromise par leur influence chimique. Aussi nos meilleurs médecins ont-ils presque renoncé aux médicamens décorés du titre d'héroïques, et l'on ne saurait trop encourager la tendance générale qui porte les praticiens à remplacer par des médicamens innocens ces substances dont trop souvent l'expérience pourrait plutôt attester les mauvais que les bons effets.

Un autre résultat de la connaissance exacte du rôle subalterne que le médecin, ou plutôt la matière médicale, joue dans la guérison des maladies, a été que, ne mettant plus en doute la puissance de l'organisation, on a consacré toute son attention à la force médicatrice de la nature, on a soigneusement observé les opérations curatives qui se manifestent à nos regards, et l'on a cherché à les suivre jusqu'aux sensations éprouvées par le malade, afin de pouvoir mettre ces deux ordres de phénomènes en harmonie l'un avec l'autre. Le nombre des maladies dans lesquelles il suffit de se tenir en observation, d'empêcher la cause de continuer d'agir, et de favoriser le déploiement de l'activité naturelle, en écartant tou-

tes les mauvaises influences du dehors, s'est accru d'une manière surprenante. Parmi les phénomènes que la nature provoque dans l'exercice
de la puissance médicatrice, deux surtout méritent d'être notés : la fièvre et l'inflammation, qui
sans doute se rattachent, physiologiquement parlant, à un seul et même état, mais que nous con-
tinuerons ici de regarder comme distincts, afin
de nous rendre plus intelligibles. Chacun assurément a pu se convaincre qu'à la suite de quelques accès de fièvre, sans emploi de nul remède,
certains malades sont délivrés des souffrances
qu'ils éprouvaient auparavant, et qu'après une
inflammation modérée, avec ou sans suppuration
louable, les plaies se cicatrisent. Ce degré modéré
de fièvre ou d'inflammation, dont nous connaissons les résultats salutaires, n'est qu'une exaltation, ici locale, là générale, de l'activité vitale,
un déploiement de la force qui veille à notre propre conservation, un accroissement de la résistance opposée aux influences qui menacent l'intégrité de l'organisme, exaltation qui, peu-à-peu,
se dissipe en des produits matériels, et, par conséquent, détermine fort souvent une élimination plus active de la part des organes sécré-

toires. Mais en constatant que, pour déployer ses ressources médicatrices, la nature ne fait qu'exalter modérément la même activité qui lui sert à développer et maintenir l'organisme, on a fait une découverte dont l'influence sur la manière de traiter les maladies, et jusque sur celle de les reconnaître, est incalculable; car, dès ce moment, on ne s'est plus borné à voir, dans ce qu'on nomme une maladie, la maladie elle-même, ou le renversement pathologique des conditions de l'état normal, et l'on a compris qu'il fallait y faire entrer le commencement du travail curatif de la nature, avec les phénomènes sensibles, les symptômes. Des conséquences d'une haute portée se rallient d'elles-mêmes à la conviction de l'influence salutaire qu'exerce un degré modéré de fièvre et d'inflammation. Appelé auprès du malade, on s'attache tout d'abord à reconnaître quels sont les efforts qu'a déjà faits la nature, et si les symptômes annoncent un degré modéré d'exaltation de la vie, ou s'ils autorisent à penser soit que cette exaltation dépasse les limites convenables, soit qu'elle s'arrête en deçà, deux circonstances qui retardent ou entravent également la terminaison heureuse, et d'après lesquelles le médecin juge s'il doit ou aider la nature ou la modérer, s'il doit recourir aux stimulans ou aux dérivatifs.

On pourrait aisément poser ici en principe que la nature, dont la sagesse surpasse de beaucoup celle de tous les médecins réunis, suffit pour guérir les maladies, et que toute intervention de l'art est superflue ou nuisible. Je ne serais même pas éloigné de tenir pour certain qu'il n'y a peut-être pas de maladie, en la supposant curable, dont, une fois ou l'autre, les efforts de la nature n'aient triomphé à eux seuls. Si, dès l'origine, nous avions laissé prendre aux influences naturelles plus de part à l'évolution et au développement de notre corps, si, par là, nous étions pourvus d'un organisme dont toutes les parties fussent en harmonie parfaite les unes avec les autres, si l'énergie était distribuée avec uniformité entre tous nos organes, si, enfin, notre genre de vie était calculé de manière à entretenir chacun d'eux en jouissance de sa pleine et entière intégrité, certes la nature n'aurait besoin d'aucun secours pour mettre promptement un terme aux dérangemens légers dont notre santé pourrait alors être atteinte. Mais nous ne saurions nous dissimuler que ces conditions sont précisément ce qui nous manque. De quelque côté que nous nous tournions, nous n'apercevons que défaut d'harmonie dans notre organisme, dont le déploiement a été entravé tantôt sur tous les points, tantôt sur quelques-uns seulement, et notre régime n'ayant non plus rien que de factice, une large porte se trouve ouverte aux maladies, dans la lutte contre lesquelles il n'est pas surprenant que la nature suive souvent de fausses directions, qui imposent la nécessité de la redresser.

Armé de toutes ces idées, revenons à notre matière médicale, et surtout au cercle étroit des agens sur le compte desquels l'expérimentation nous a réellement appris quelque chose. Le soupçon naît involontairement dans notre esprit, que la plupart d'entre eux sont tout simplement des moyens de régulariser l'activité vitale, de l'accroître ici, de la diminuer là, selon l'indication des phénomènes objectifs, que leur influence sur la composition matérielle est très bornée, et que, peut-être même, quand nous avons lieu de penser qu'ils en exercent une à cet égard, le changement survenu dans la composition n'est qu'un effet secondaire ou indirect de celui qu'a subi la vitalité. Sans le vouloir, ni même sans le savoir, une bonne partie des médecins actuels se rapprochent de ces vues , plus encore dans leur conduite que dans leurs opinions; car, bien que la classe des médicamens appelés stimulans soit une des plus riches, une de celles où l'on puise le plus libéralement, il existe pourtant une foule de substances qui n'y ont point encore été incorporées, et auxquelles on ne peut, si l'on use de franchise, attribuer d'autre manière d'agir que celle d'accroître l'énergie vitale dans les tissus , proches ou éloignés , avec lesquels elles contractent des combinaisons primaires ou secondaires.

Nous voici donc revenus, mais après avoir agrandi le cercle, à notre point de départ, à la conviction que nous possédons dans l'eau froide un stimulant qui mérite toute notre attention, parce que c'est de toutes les substances la plus indifférente sous le rapport chimique, celle à l'égard de laquelle nous avons la conscience la plus intime, quand nous l'appliquons prudemment, et du mode et du degré de son action. Mais il faut reporter ici notre pensée sur le travail physiologique en vertu duquel l'eau devient un stimulant, car ce travail ne ressemble point à celui que provoquent les autres excitans, et c'est aux particularités qu'il présente qu'on doit avoir égard pour déterminer les circonstances qui peuvent réclamer l'emploi de l'eau. Les autres stimulans n'agissent qu'en attaquant chimiquement les surfaces avec lesquelles on les met en rapport, menaçant leur intégrité, et y portant atteinte, ce qui fait qu'au moment même de leur contact, ils suscitent une réaction proportionnée à leur nature, mais qui ne manque jamais de se manifester, sur le point même de leur application, aussi long-temps qu'il y a vie et, par conséquent, instinct de conservation. Au contraire, la réaction que l'eau provoque ne dépend jamais de sa constitution chimique, et se rapporte à la soustraction locale du calorique qu'elle opère. Il suit de là que la propriété stimulante considérée d'une manière absolue est bien moins prononcée dans l'eau froide que dans une foule d'autres substances; et comme l'accroissement de vitalité auquel son application donne lieu dépend uniquement d'une vive réaction générale, les seuls cas où il convienne d'y avoir recours, à titre d'excitant, sont ceux dans lesquels tout se réunit pour établir la probabilité d'une réaction puissante. Le premier soin du médecin doit donc être de recher-

cher s'il existe une relation favorable entre l'application qu'il compte faire de l'eau et la réaction probable; car si l'impression qu'il détermine est trop
forte pour que la réaction consécutive puisse réparer
la déperdition de calorique, non-seulement l'effet
favorable qu'on en attendait n'aura pas lieu, mais
encore il pourra souvent se développer de nouveaux phénomènes morbides, conséquences du refroidissement. On voit d'après cela que l'eau froide
convient mieux aux jeunes gens qu'aux personnes
d'un certain âge, et qu'il y a toujours de l'imprudence à en abuser chez ces dernières.

Beaucoup de lecteurs penseront sans doute que
tout ce qui a été dit jusqu'ici n'avance en rien la
solution du problème posé en tête du chapitre, et
qu'il serait indispensable de passer en revue, l'une
après l'autre, les différentes maladies et les diverses
manières d'appliquer l'eau. Je ne partage pas cette
opinion. Tout au plus semblerait-il à propos, après
avoir examiné les opérations vitales dont l'accomplissement amène la guérison, de rapporter les maladies à un cadre général qui pût faire mieux ressortir les cas dans lesquels l'emploi de l'eau froide
convient ou ne convient pas. Mais les classifica-
tions adoptées dans nos manuels ne sont plus de

mise aujourd'hui. Pour en établir une qui fût à la hauteur de la science, il faudrait imposer à chaque anomalie de forme ou de composition un nom qui indiquât son degré d'importance eu égard au cours régulier de la vie, et alors, de même que la pathologie se rallierait à la physiologie, de même aussi la thérapeutique se rattacherait à la diététique. On chercherait la source du plus grand nombre des maladies dans les infractions aux règles de l'hygiène, et, partant de l'idée qu'une excitation uniforme de l'organisme entier est nécessaire au maintien de la santé, on aurait une classe pour les maladies qui dépendent de ce que cette excitation salutaire a été négligée, et une autre pour celles qui tiennent à ce qu'elle a été poussée trop loin. Le plus souvent aussi le traitement ne consisterait qu'à ramener le genre de vie aux conditions développées par l'hygiène, comme semblait l'entendre Abernethy lorsqu'il disait à un riche lord qui lui demandait un remède certain contre la goutte : « Vivez chaque jour d'un shilling que vous aurez gagné la veille. »

Pour nous rendre plus intelligibles, jetons un coup-d'œil sur des maladies fort répandues de nos jours, les scrofules, ou, comme on les nomme vulgairement, les écrouelles, les humeurs froides. Les fausses idées qu'on y attache dans le monde, et l'usage où l'on est de leur attribuer des désastres dont souvent elles sont innocentes, les ont rendues depuis long-temps un sujet de souci et d'effroi. Le mieux peut-être, pour en définir la nature et l'essence, est de faire connaître la cause qui les détermine et la manière dont elles se développent. C'est d'elles surtout qu'on a droit de dire qu'elles dépendent d'infractions aux préceptes de la diététique, et surtout de la négligence qu'on apporte à favoriser le développement de l'organisme en le soumettant d'aussi bonne heure que possible à l'action des stimulans naturels. La libre évolution des organes est contrariée tantôt par les soins malencontreux qu'on se donne pour soustraire les enfans au contact de l'air atmosphérique, tantôt par la mauvaise qualité des alimens, qui ne répondent pas aux exigences de leurs organes, ou par l'inaction absolue à laquelle on les condamne. Les premiers phénomènes ne mettent pas toujours sur la voie de soupçonner un trouble dans le système nutritif, car ils se bornent à des affections légères de la peau ou des tissus voisins de la surface du corps ; mais, si l'on néglige de leur opposer des moyens appropriés, on ne tarde pas à voir éclater des symptômes qui sont le reflet d'une lésion plus profonde de la nutrition. Or, cette lésion consiste toujours en un affaiblissement de la fonction, ayant pour conséquence nécessaire une formation de produits morbides dans des parties proches ou éloignées. Les reflets de la maladie, c'est-à-dire les phénomènes que nous apercevons dans les divers tissus, offrent des formes variées à l'infini, mais qui ne dépendent que de l'âge du sujet ou de la marche du développement, et qui, à la rigueur, ne nous apprennent rien sur le compte de la lésion fondamentale. Ainsi, de nos jours, les scrofules, depuis le simple gonflement des glandes du cou jusqu'à la phthisie confirmée, sont les compagnons fidèles des années climatériques, partout où on affecte du dédain pour les lois de la diététique; elles font des victimes en foule parmi les jeunes gens, ou les accablent de maux incurables, et le nombre est petit de ceux qui, par un heureux concours de circonstances, parviennent à en arrêter la désastreuse influence. Comme on s'accorde assez généralement à reconnaître que le plus sûr moyen, l'unique même, de les combattre, est d'employer des remèdes qui corrigent la digestion et la nutrition,

et qu'il est reçu presque partout de dire qu'on doit
en pareil cas recourir aux fortifians, il nous est
bien permis d'assigner à l'eau une place distinguée parmi ces remèdes ; car, en cherchant à déterminer quelle est au fond l'idée qu'exprime le
terme banal de fortifiant, nous trouvons que,
toutes les fois qu'on fortifie, qu'on accroit la fonction d'un organe, on se borne à exalter l'activité
vitale, à stimuler, l'effet à proprement parler fortifiant n'arrivant qu'en seconde ligne, lorsqu'à force
de prolonger l'excitation des facultés engourdies,
nous sommes parvenus à redresser le mode de dé-
loppement de l'organe, à en rendre le déploiement
et le jeu plus libres et plus sûrs. L'eau est donc,
sans contredit, un moyen puissant contre la maladie si redoutée des scrofules, puisque, prise avec
prudence à l'intérieur, elle contribue efficacement
à ramener la nutrition aux conditions normales,
à procurer aux organes chargés de l'accomplir le
degré d'énergie sans lequel il n'y a pas de santé
possible.

Une fois bien convaincu des vertus fortifiantes
de l'eau, nous tombons sur une question qui
déjà souvent a été agitée par les partisans de ce
remède simple. Quel rang les établissemens hy-

driatriques sont-ils appelés à prendre un jour auprès des eaux minérales qui jouissent maintenant d'un si grand crédit ; ou, en d'autres termes, les eaux minérales conserveront-elles leur antique renommée, lorsque les propriétés curatives des sources d'eau pure cesseront d'être contestées? Ce sujet exigerait des développemens dans lesquels il n'est pas possible d'entrer ici. Ce qu'on peut dire des eaux minérales en général, c'est, qu'ignorant la manière d'agir des principes chimiques, nous éprouvons, pour opter entre elles, des difficultés égales à celles qui nous arrêtent dans le choix de presque tous les médicamens. Il s'y réunit d'ailleurs une foule des circonstances accessoires, comme le changement total des habitudes, l'influence plus soutenue des excitans naturels de la vie, et la soumission involontaire ou même inaperçue à un régime plus raisonnable, qui seules suffisent déjà pour procurer une excitation générale, pour faciliter le déploiement de l'activité vitale. Je me souviens d'une dame qui, tous les ans, allait se soulager d'une affection chronique, dont elle était atteinte, à des eaux éloignées du lieu de son domicile ; une année ses affaires ne lui permirent pas de s'absenter ; elle imagina de se soumettre au régime de l'établissement, et de boire une quantité d'eau froide égale à celle d'eau minérale qu'on lui faisait consommer ; à sa grande surprise, elle obtint les mêmes résultats. On peut donc soupçonner qu'un temps viendra où les eaux minérales seront obligées d'abandonner une part de leur célébrité aux établissemens hydriatriques, d'autant plus qu'il ne manque pas de maladies qu'on a un juste espoir de soulager par l'application soutenue d'une méthode stimulante générale, et dans lesquelles l'action directe des principes chimiques spéciaux ne joue qu'un rôle secondaire.

Les insuccès, qui ne seront pas plus rares dans les établissemens hydriatriques qu'ils ne le sont dans les établissemens thermaux, rappellent un médecin inspecteur d'eaux minérales qui partageait ses malades en deux classes, les uns très bien portans, et les autres à-peu-près morts déjà. Cette distinction n'est pas si absurde qu'elle le paraît. On peut même l'appliquer à tous les malades en général, car si ceux de qui seuls il dépend de se bien porter en laissant la nature pénétrer quelque peu dans leur vie factice, sont en nombre prodigieux, il n'en manque pas non plus d'autres chez lesquels l'essence de leurs maux ne permet point de nourrir le moindre espoir d'un retour à la santé. Cette dernière catégorie comprend ceux dont les souffrances dépendent d'une lésion des organes indispensables, et qui, au terme d'une longue et pénible lutte, succombent avant que le fil de leur vie ait été déroulé jusqu'au bout; elle comprend aussi ceux chez lesquels on découvre des altérations de texture qui auraient été curables à leur début, si les efforts de la nature avaient été convenablement dirigés ou soutenus, mais qui, s'étant développées au point d'acquérir une sorte d'indépendance, résistent à l'art comme à la nature, et amènent plus ou moins rapidement l'inévitable catastrophe selon qu'elles portent une plus ou moins profonde atteinte aux fonctions vitales; elle comprend enfin ceux pour lesquels il n'existe aucune chance de salut, leur maladie n'étant en réalité qu'un reflet de la mort, de l'extinction partielle de la vie. C'est dans ces cas surtout que notre matière médicale a acquis de la célébrité, et qu'elle se montre vraiment utile. Le médecin doit alors, jusqu'au dernier moment, calmer, apaiser les symptômes dont la violence fait oublier au malade le principal foyer de ses

souffrances, et, chose digne de remarque, il y a
bien plus de ressources pour cette médecine symp-
tomatique que pour une guérison radicale. Les
vertus dérivatives et rafraîchissantes de l'eau lui
assignent certainement aussi une bonne place
parmi ces palliatifs. En allant de Breslau à Freiwalde, je fis connaissance avec un Polonais, qui re-
tournait à Graefenberg pour y terminer son traitement commencé l'année précédente par Priesnitz.
Sa maladie consistait en une paralysie partielle,
affectant surtout les organes de la parole, et qui
ne s'exprimait dans les autres parties que par un
sentiment de pesanteur. Il avait été soulagé, disait-il, mais la crainte du froid l'avait chassé de
Graefenberg, et il s'était contenté de continuer
tant bien que mal le traitement chez lui pendant
tout l'hiver. Au moment où je le vis, il éprouvait
encore un certain embarras dans la parole, que
j'attribuai à la difficulté avec laquelle il s'exprimait en allemand; on remarquait aussi quelque
chose d'incertain dans sa démarche. Il ne m'en dit
pas davantage sur son état, et je ne fus pas peu
surpris le lendemain en m'apercevant qu'il était
atteint aussi d'une maladie de poitrine fort avancée, sur le compte de laquelle il se faisait heureu-

sement illusion, attribuant sa toux à un simple refroidissement et ses crachats suspects à l'influence
du régime lacté. Je me gardai bien de le désabu-
ser, et je n'appris pas sans intérêt qu'il avait
trouvé le moyen de diminuer beaucoup sa toux
en portant sur la poitrine des linges humides, qu'il
changeait trois ou quatre fois par jour. Je le quittai
en faisant des vœux pour le succès de son traitement, qui, dans le fond de mon âme, me semblait
douteux. Contre mon attente, j'avais tellement gagné sa confiance pendant ces deux journées de
poste, qu'il vint me trouver, pour me demander
mon avis. Priesnitz ne voulait pas qu'il subît le
traitement entier avant d'être débarrassé de sa
toux. Je le consolai de mon mieux, en lui rappelant l'approche de la belle saison, qui lui serait
sans doute favorable. Le fait est qu'au bout de
quinze jours il partit, avec sa toux et sa paralysie,
sans trop savoir où il devait porter ses pas.

Pour en revenir aux maladies dans lesquelles
l'eau convient, à titre d'excitant, il résulte de ce
qui précède que ce sont celles où, après s'être assuré de leur nature et de leur essence par tous les
moyens dont on peut disposer, après s'être convaincu aussi, en examinant bien chaque indivi-

dualité, que le degré de réaction sera toujours dans un rapport favorable avec la forme sous laquelle on se propose d'appliquer le moyen, on a l'espoir de déterminer, avec son secours, une exaltation générale ou locale des fonctions, qui vienne en aide aux efforts curatifs de la réaction naturelle, ou les dirige de telle sorte que celle-ci soit suffisante pour détruire les conditions proprement dites de la maladie, ou éliminer un produit morbide matériel par la voie des organes sécrétoires. Quant aux diverses maladies en particulier, on ne saurait jamais dire avec certitude si l'eau peut être administrée contre elles, ni sous quelle forme il convient de l'employer; car c'est un principe éternellement vrai de pratique, que nous n'avons point des maladies à traiter, mais des individus malades, et que l'individualité contre-indique fréquemment ce que la forme de la maladie, considérée d'une manière absolue, autoriserait à essayer.

Ces principes ne sont pas ceux qui dominent à Graefenberg, dont la plupart des hôtes auraient à espérer, du simple usage diététique de l'eau, un profit plus ample, plus durable, que des pratiques arbitraires et insignifiantes auxquelles ils se soumettent. Mais l'établissement de Priesnitz n'en demeure pas moins un vaste champ d'observations pour quiconque veut savoir à quoi s'en tenir sur des opinions qui, jusqu'à présent, n'ont eu pour base que des relations, orales ou écrites, peu dignes de confiance. On sait que trop souvent un cas malheureux, qui nous porte à réfléchir et renverse toutes nos croyances, est plus profitable qu'une multitude de ces cas éclatans où le succès flatte prématurément notre amour-propre, et qui font prendre pour la vérité elle-même des idées, vagues encore, parmi lesquelles la méditation aurait fini par la démêler; c'est ce qui arrive pour Graefenberg, ce lieu où il ne faut chercher aucune trace de la science, et où se sont accréditées tant d'erreurs, dont l'examen me paraît être à sa place dans un livre destiné à l'appréciation de l'hydriatrie et des avantages qu'elle promet au public.

La première erreur concerne l'origine des maladies, attribuées à de mauvaises humeurs, qu'il suffit d'expulser du corps pour rétablir la santé, ce que le traitement par l'eau ne manque jamais de faire, dit-on. Je crois avoir démontré que, la plupart du temps, ces mauvaises humeurs ne sont pas la cause, mais seulement un produit de la maladie. Aussi n'en aurais-je plus parlé si elles ne tenaient de près à une autre fausse doctrine, non moins funeste, celle des crises, mot qui a deux acceptions différentes dans le langage adopté à Graefenberg.

On entend d'abord par là toutes les excrétions que l'exaltation générale de la vitalité provoque durant le cours du traitement, notamment à la peau, où elles affectent réellement des formes nouvelles et rares, par l'effet de la stimulation énergique et long-temps entretenue du système cutané. Comme la plupart des maladies donnent bientôt lieu à un produit morbide, qui peut lui-même devenir cause de nouveaux phénomènes pathologiques, et dont, par conséquent, l'élimination est une des conditions de la guérison, il y a quelque chose de vrai dans l'idée qu'une certaine relation existe entre la quantité ou le mode des sécrétions et la disparition de la maladie. Mais ce n'est pas une raison pour admettre, comme on le fait à Graefenberg, que la guérison d'une maladie exige l'apparition des crises, et que le moment de leur manifestation annonce sûrement l'approche de la guérison. On ne peut accorder aux crises qu'une part dans le travail par lequel cette der-

nière s'accomplit, et la physiologie les explique
sans peine en rappelant que l'exaltation de la vitalité, due au traitement par l'eau, procure à l'instinct conservateur la force dont il a besoin pour
chasser du corps un *caput mortuum* qui, sans cette
circonstance, serait transmis aux organes spécialement chargés de la fonction éliminatrice dans
l'économie animale. Des phénomènes qui se renouvellent chaque jour à Graefenberg même, attestent
combien cette restriction apportée à la prétendue
importance de crises, est juste. On y voit souvent
des malades être délivrés de toutes leurs souffrances sans avoir de crises d'aucune espèce, ce qui
se concilie très bien avec notre doctrine, si différente de celle de Graefenberg, qu'il suffit fréquemment d'une simple exaltation de l'activité
vitale pour ramener les fonctions à l'état normal,
et ce qui, d'ailleurs, nous oblige de regarder
comme des cas exceptionnels ceux dans lesquels
la nature emploie le moyen tumultueux des excrétions, ayant assez d'autres voies à sa disposition
pour verser de véritables produits morbifiques
matériels dans le monde extérieur, sans que les
sens de l'homme en soient informés. Un autre
motif encore pour rejeter cette confiance géné-

rale qu'ont usurpée les crises, c'est que la plus estimée de toutes, celle qui affecte la forme d'ulcérations cutanées, n'est pas rare chez des sujets qui ne sont pas pour cela guéris de leur maladie primitive. On pourrait dire qu'en pareil cas la maladie est de nature telle qu'il ne faut pas songer à une guérison radicale, et qu'en conséquence tout accroissement de l'élimination, quelque forme qu'il affecte, n'a aucune signification thérapeutique; on pourrait également s'en prendre à une irritation de la peau poussée au-delà des limites avouées par la raison, ou même à une organisation spéciale de cette membrane; mais il n'en est pas moins vrai que fréquemment elle n'a pas plus d'importance que l'éruption cutanée, si, commune dans tous les établissemens thermaux, où elle survient pendant les premiers jours que la peau subit l'influence d'une stimulation inaccoutumée. J'ai cru devoir insister sur ce point, parce qu'un grand nombre de ceux qui affluent à Graefenberg s'imaginent qu'ils y sont, non pour guérir, mais pour éprouver des crises. En s'abordant, ils ne se demandent pas : allez-vous déjà mieux? mais, avez-vous déjà eu des crises? On s'inquiète peu de savoir si l'on a réellement gagné quelque chose du côté de la santé, et la non-apparition de ces crises, si ardemment désirées, est attribuée à une paresse du corps, à une opiniâtreté de la maladie, qu'on croit combattre en donnant une extension illimitée aux modes d'application de l'eau qui agissent avec le plus de violence sur l'organisme. On conçoit à peine que, quand la crise tarde trop à se déclarer, le corps même le plus robuste résiste à de pareils excès.

La seconde acception du mot crise est employée lorsque, par l'effet, dit-on, du travail curatif en voie d'accomplissement, aux symptômes de la maladie primitive viennent s'en joindre d'autres qui dénotent un trouble dans les organes les plus importans, et qui, par cela même, annoncent souvent un danger peu éloigné. L'opinion générale, à Graefenberg, est que, dans la plupart des cas, ces symptômes surnuméraires appartiennent à la cure, en font partie essentielle, et surtout tiennent de près aux crises, de sorte qu'on les y voit d'un aussi bon œil que ces dernières. Je ne puis leur accorder qu'une très faible importance thérapeutique. Étant une fois admis que l'excitation générale dont l'organisme est redevable au traitement par l'eau lui procure un surcroît d'énergie à la faveur duquel, quand un dépôt de matières étrangères concourt à étendre le foyer de la maladie, il parvient à opérer l'élimination de ces matières, en les rejetant dans le torrent circulatoire et par là dans les émonctoires naturels de l'économie, on conçoit qu'elles peuvent, durant leur trajet, exercer une impression nuisible sur quelque organe noble, et donner lieu à de fâcheux symptômes. Mais ce qui paraîtra bien plus probable, c'est que ceux-ci tiennent à ce qu'on abuse trop souvent de l'excitation, à ce qu'on ne permet jamais à la nature d'en revenir au cours tranquille et régulier de ses fonctions, à ce qu'on affecte même de braver des influences dont les funestes effets ont été reconnus dans tous les temps. Au reste, qu'il en soit ce qu'il voudra de la cause des accidens, de la diversité des opinions sur la manière dont ils surviennent, et de la forme qu'ils affectent, la mission du médecin ne varie pas ; elle est toujours de ne rien épargner pour garantir les organes chargés des plus hautes fonctions ; et, quand il n'a pu les mettre à l'abri des atteintes, de détourner aussi promptement et aussi activement que possible les coups dont ils sont menacés. C'est donc ici le cas de recourir à la méthode dérivative dans toute son extension. Mais où trouver un organe essentiel à la vie par rapport auquel la peau ne soit pas la partie de l'organisme qui convient le mieux à l'application des réactifs? Provoquer en elle un plus haut degré d'excitation n'est-il pas le plus sùr moyen de dérivation qu'on puisse employer en pareil cas? Le traitement de ces crises redoutées consiste donc toujours à stimuler l'enveloppe cutanée, et le choix du mode à employer dépend du degré de stimulation qu'on se propose de produire, comme le point sur lequel il faut agir est déterminé par l'étendue des rapports de sympathie que l'expérience a fait connaître.

A ces considérations s'en rattachent d'autres d'un non moindre intérêt. Il n'est pas rare que, pendant la durée du traitement, des formes de maladie, antérieures de plusieurs années à celle pour laquelle le sujet s'y est soumis, surgissent de nouveau, ou qu'il s'en montre d'autres, sans connexion apparente avec cette dernière, et qu'on croyait extirpées depuis long-temps de l'organisme. De là est née, parmi le public de Graefenberg, l'opinion que les méthodes curatives employées par la médecine ordinaire ne procurent jamais une guérison radicale, qu'elles n'éloignent point le produit morbifique, mais ne font que le masquer et le réduire à l'inaction. Nul reproche n'est moins mérité, ni plus ridicule que celui-là. Nous n'avons pas la prétention de justifier toutes les méthodes de traitement dont l'usage s'est introduit en médecine; mais, ce qu'il y a de certain, c'est que toutes ont pour but de guérir radicalement les maladies, et d'éliminer le principe morbifique, quand il y en a réellement un, alors même qu'elles semblent n'attaquer que les symptômes; elles y parviennent dans la plupart des cas, surtout lorsque la docilité du malade et un heureux concours de circonstances viennent seconder les efforts de l'art; la preuve n'a besoin d'en être faite qu'aux enthousiastes, que leur aveuglement rend incapables de réflexion, et qui oublient qu'entre leurs parens ou amis, il s'en trouve que la médecine a délivrés de maladies graves, et qui n'ont jamais reparu depuis, ni sous la même forme, ni sous d'autres. Mais c'est une triste vérité aussi, à l'appui de laquelle les faits ne manquent pas, que, la plupart du temps, quelque circonstance défavorable dans la conduite, le genre de vie ou la position sociale du malade, empêche de donner un plein développement au plan qu'on jugerait nécessaire de suivre pour arriver à une guérison complète et radicale. Le malade, qui voulait seulement être débarrassé d'un symptôme gênant, plaisante l'homme de l'art assez sage pour ne pas partager sa fausse sécurité, assez prudent pour s'apercevoir qu'une négligence contre laquelle il ne peut rien, rendrait désormais son intervention inutile, sinon même nuisible, et assez éclairé d'ailleurs pour compter sur les ressources immenses de la nature.

Toutes les fois qu'une substance étrangère menace l'intégrité de l'organisme, les premiers efforts de la nature, pour s'en délivrer, consistent à provoquer une réaction qui, bien conduite, suffit presque toujours au prompt rétablissement de la santé. Mais deux circonstances peuvent la faire échouer ; l'ennemi à combattre est tellement fort, et situé de telle manière, que la réaction, même la plus vive, ne peut rien contre lui ; ou bien, il a peu de puissance, mais la réaction qui survient n'est pas suffisante pour détruire le mal qu'il a causé. Alors la nature tolère le corps étranger, elle lui accorde une place dans l'organisme ; mais elle l'y enveloppe de manière à le séquestrer, à ne lui permettre de relations directes avec aucune partie. Nous citerons, par exemple, les balles de fusil, qui peuvent séjourner dans le corps sans y faire naître aucun désordre, lorsqu'elles sont logées de manière à ne troubler aucune fonction importante. A plus forte raison, une substance moins hétérogène à l'organisme que les projectiles lancés par les armes à feu, et par cela même moins apte à provoquer une réaction, est-elle susceptible d'y rester long-temps inaperçue, si les vaisseaux et les nerfs sont peu nombreux dans le lieu où elle a été déposée. Il peut donc souvent arriver, sans que le médecin, sa méthode curative, et le malade lui-même soient passibles d'aucun reproche, qu'un jour {ou l'autre l'exaltation de la réaction, telle qu'elle a lieu, par exemple, sous l'influence du traitement hydriatrique, imprime un surcroît de vitalité à la peau, que, dans sa tendance à rétablir partout l'équilibre, elle attaque l'ennemi rendu incapable de nuire par son assoupissement, et qu'ainsi elle fasse reparaître une forme de maladie qu'on croyait totalement extirpée.

Deux classes surtout de maladies ont fait naître le préjugé répandu à Graefenberg, le rhumatisme et la syphilis. Si l'anatomie pathologique n'a point encore révélé l'existence d'un produit morbide matériel dans la première de ces affections, la manière ordinaire dont celle-ci se développe, par l'effet d'un refroidissement, nous autorise à en supposer un ; car, quelque insuffisante que soit la définition de ce qu'on appelle refroidissement en médecine, nous pouvons très bien admettre que son essence consiste à détruire le rapport, entre le corps et le monde extérieur, d'où dépend l'intégrité de l'organisme, à troubler la peau dans ses fonctions d'éliminer, sous forme vaporeuse ou liquide, les matériaux hors de service qui menacent de devenir nuisibles, et à fournir, par cette rétention, la cause matérielle du rhumatisme. L'hypothèse d'un principe matériel, donnant lieu à tous les symptômes de la syphilis, est sujette à moins de doutes. Mais, à part même le phénomène, signalé plus haut, de la réapparition de cette dernière maladie sous la forme qu'elle affectait primitivement, son traitement par l'eau réclame un examen particulier, car une étrange diversité règne entre les opinions relatives à son essence. On ne connaît point encore de méthode sûre pour la combattre ; son traitement, bien ou mal dirigé, donne souvent lieu à une longue série de lésions, sans produire aucun résultat eu égard à celles contre lesquelles il était dirigé; enfin, l'hydriatrie y obtient des succès, qui justifient le public d'avoir si peu de foi à la médecine rationnelle, d'accorder si peu de confiance aux médecins de toutes les écoles.

La direction d'un hôpital et une clientelle étendue m'ayant mis à portée d'observer la syphilis dans tous ses symptômes, primitifs ou consécutifs, ordinaires et rares, j'ai pu me convaincre de très bonne heure que cette maladie, aux formes si diversifiées de laquelle on aurait tort d'attacher beaucoup d'importance, devient la source d'un nombre incalculable de désordres, auxquels il faut joindre encore la foule non moins grande de ceux qui doivent naissance à nos mauvais traitemens. C'en était assez pour me faire redoubler d'attention à son égard. Aussi, en parcourant les grands établissemens publics de l'Europe, ai-je attaché beaucoup de prix à connaître les opinions des hommes à qui leur position et une longue expérience avaient permis de s'en former une raisonnée. Mais, quoiqu'on dise que, même en médecine, la vérité est une partout, les résultats de mes investigations n'eurent rien de bien satisfaisant. Je trouvai les idées encore plus divergentes qu'elles ne le sont dans aucune autre branche de notre art, et l'on peut dire, à bon droit, que toutes elles s'éloignent également de la vérité, bien qu'elles en renferment chacune une partie. On ne peut, sans doute, qu'applaudir à ceux qui ont cherché à bannir le mercure du traitement des affections vénériennes, en déroulant la longue liste des maux qu'il engendre, lorsqu'on en fait cet odieux abus dont les exemples ne sont point rares (1). Mais ce qui a empêché et empêchera peut-être toujours que le service rendu par eux soit généralement apprécié, c'est qu'ici, plus que partout ailleurs, le médecin doit moins lutter contre la maladie elle-même, que contre les circonstances accessoires, qui créent mille obstacles sous ses pas, et que le mercure passe dans l'opinion commune pour posséder une vertu spécifique sur le déploiement de laquelle les conditions individuelles exercent peu ou point d'influence. Qu'il en soit, au reste, ce qu'il voudra sous ce rapport, c'est un devoir pour le médecin consciencieux de restreindre au-

(1) Jourdan, *Traité de la maladie vénérienne*, Paris, 1826, 2 vol. in-8°. — Richond, *De la non-existence du virus vénérien*, Paris, 1829; 3 vol. in-8°. — Desruelles, *Traité pratique des maladies vénériennes*, Paris, 1836, in-8°.

tant que possible la sphère d'application des substances dont les effets secondaires échappent si
facilement à notre domination, et d'accueillir celles qui, sans avoir les mêmes inconvéniens, sans
qu'on puisse leur reprocher d'empoisonner souvent, au lieu de guérir, promettent de rendre
des services qu'on est loin d'obtenir toujours du
mercure. Seulement le préjugé de la nécessité et
de l'infaillibilité absolue de ce métal se concilie
très bien avec l'insouciance et la routine du commun des médecins, à l'esprit desquels il ne se
présente pas, que, sans une base rationnelle,
sans un plan bien réfléchi, le remède le plus salutaire peut devenir nuisible, et qu'alors même que
la guérison a lieu, ils n'ont aucun droit d'en ré-
vendiquer l'honneur. Les autres méthodes propo-
sées pour le traitement des maladies vénériennes
ont, du moins, cela qui les distingue avantageusement, qu'elles reposent sur des idées plus nettes, et que nous retrouvons en elles des principes
dont la justesse est, depuis long-temps, sanction-
née par l'expérience. En quoi donc consiste le secret des bons effets qu'elles produisent ? Toutes se
servent plus ou moins des émonctoires naturels
de l'économie pour solliciter des excrétions. A la

vérité, elles ne se donnent pas le nom de méthodes excitantes; mais l'accroissement soutenu de la fonction d'un organe sécrétoire n'est concevable que comme résultat d'une stimulation de cet organe, d'une exaltation de son activité propre. L'eau, avec sa vertu stimulante, se représente donc encore ici à nous. Doit-on lui assigner une place honorable, même la première de toutes, parmi les moyens propres à guérir les symptômes de la syphilis? Il ne manque pas de faits qui pourraient entraîner les enthousiastes à une affirmation absolue, et c'est même à son efficacité contre cette maladie que l'eau est redevable d'une grande partie de sa réputation. J'ai connu à Freiwalde un officier autrichien qui revenait de Graefenberg, où Priesnitz avait refusé de l'admettre. Cet homme faisait remonter ses souffrances à plusieurs années déjà, et assurait ne s'être point exposé depuis à une nouvelle infection; la salivation, qui jouit encore d'un si grand crédit chez beaucoup de praticiens, avait fait disparaître les premiers symptômes; mais la maladie n'avait pas tardé à reparaître sous des formes plus graves. La gorge, le palais et le nez annonçaient que l'ennemi s'était seulement assoupi. Lorsqu'il me raconta son histoire, il ne prenait plus de mercure depuis plusieurs semaines, et cependant l'aspect de ces ulcères, joint à l'odeur qu'il répandait autour de lui, ne permettait pas de douter qu'en s'adjoignant une nouvelle complication, l'affection eût changé son caractère primordial, sans rien gagner du côté de la curabilité. La bouche était pleine d'ulcères entourés d'une membrane muqueuse ramollie, la peau de la racine du nez était détruite, et l'on apercevait les os déjà évidemment attaqués. Tout ne me sembla cependant pas perdu ; je relevai le courage du malade, qui revenait désespéré du seul lieu où il crût pouvoir trouver la guérison, et je lui conseillai de ne pas renoncer à l'eau, malgré l'avis de Priesnitz, son âge et sa constitution robuste me paraissant permettre qu'il supportât les traitemens hydriatriques les plus énergiques. En effet, il se confia aux soins de Weiss; j'eus la satisfaction, avant mon départ, de voir que son état s'était sensiblement amélioré sous tous les rapports, et une lettre de lui m'a appris, qu'au bout de plusieurs mois, il avait fini par obtenir une complète guérison. Quoi qu'il en soit, le traitement des maladies syphilitiques par l'eau est une chose trop importante pour qu'on puisse l'apprécier d'après un petit nombre de faits, et au temps seul il appartient d'en fixer la véritable valeur. Si son efficacité venait à se confirmer, ce serait un grand événement, sans doute; toutefois, il est fâcheux que la joie d'un résultat dont on ne peut au moins pas nier la possibilité, soit tempérée par deux circonstances, d'abord par les préjugés contre l'eau, qui règnent parmi les médecins et les gens du monde, ensuite par les obstacles dus à la position sociale des malades, et qu'il n'est pas toujours facile de lever.

Il est une autre difficulté, qui semble déjouer tous nos efforts tant pour relever la médecine du dédain dans lequel elle est tombée comme science, que pour mettre l'hydriatrie en harmonie avec ses principes, et sur laquelle je crois par conséquent nécessaire d'insister.

Parmi ceux qui se rendent à Graefenberg, il en est qui ne cherchent qu'à se guérir, et qui, fort peu soucieux du comment ni du pourquoi, se trouvent heureux d'une vie purement contemplative. Mais c'est le plus petit nombre; les autres doivent à leur éducation et à leur position dans le monde une trop grande habitude de la pensée pour s'abstenir de l'exercer sur ce qui se passe autour d'eux.

Ils éprouvent en toute chose le besoin de concilier les phénomènes avec les lois de la nature, et de remonter des effets aux causes. Pour ceux-là, chez qui le mysticisme ne trouve pas à jeter ses racines comme dans les esprits détraqués par l'hystérie ou l'hypocondrie, c'est un grand embarras que de s'expliquer comment Priesnitz, qui avoue lui-même n'avoir jamais fait aucune étude médicale, et dont l'éloignement pour les médecins annonce le peu de cas qu'il fait de leur savoir, parvient cependant à juger de la nature et du degré d'une maladie et à rattacher un traitement convenable à l'idée qu'il s'en forme. Si quelques-uns sont parvenus à maîtriser tant bien que mal la puissante réaction du sens commun cherchant à découvrir la vérité au milieu des ténèbres, il en est chez lesquels cette réaction aurait entraîné des suites fâcheuses, si elle n'avait pas fini par trouver un échappatoire. On a donc imaginé le petit conte de la peau humide. Ce dogme m'a semblé trop ridicule pour que je cherchasse à savoir s'il a été mis en vogue par Priesnitz lui-même, ou s'il faut en faire honneur à la malice ou à la faiblesse d'esprit de quelqu'un des visiteurs de Graefenberg. Ce qu'il y a de certain, c'est qu'on est généralement convaincu aujourd'hui que l'humidité de la peau (je ne me souviens pas si elle doit être due à la sueur ou à l'eau) éclaire Priesnitz sur le genre de maladie dont on est atteint, et qu'à elle seule il peut rattacher des idées nettes sur le mode de traitement qui doit être mis en usage.

Beaucoup de personnes ne verront là sans doute qu'un exemple des aberrations de l'esprit humain, qui ne valait pas la peine d'être rapporté. J'ai cru cependant devoir en parler, parce que l'historiette de la peau humide figure dans quelques écrits sur Graefenberg, sinon les meilleurs, du moins les plus répandus, où on la présente au public de l'air le plus sérieux du monde. Sans doute, le médecin ne doit jamais négliger d'examiner avec soin la peau, quand elle est le siège de quelque lésion, ou qu'il espère obtenir d'elle des renseignemens utiles, alors même qu'un sentiment mal placé de pudeur fait que le malade se prête avec répugnance à cette investigation et croit y suppléer par une interminable relation de son histoire ; sans doute, la vue du corps nu peut l'aider à établir son diagnostic ou son pronostic, et, par exemple, rectifier les fausses idées qu'il serait exposé à se faire de l'état général des forces, s'il se contentait d'observer les traits de la face, dont l'expression ne mérite pas toujours confiance. Ce sont là des choses qu'on savait avant l'hydriatrie et l'homœopathie, car depuis bien long-temps on sait qu'une relation intime existe entre tous les systèmes de l'économie, et que par conséquent la souffrance d'un organe peut et doit se refléter dans des parties plus ou moins éloignées. Mais il est absurde de croire que ce seul reflet suffit pour faire découvrir l'essence ou la nature d'une maladie, quand si souvent déjà on n'y parvient pas en s'aidant de tous les signes physiques et pathologiques, accessibles à nos sens, qui se dessinent dans l'organe malade lui-même.

Un autre préjugé, qui n'entraîne pas de si graves conséquences, est celui qui fait regarder les sueurs forcées comme indispensables. Il se rattache tout naturellement à l'idée que les progrès de la guérison sont proportionnés à l'abondance de l'exhalation cutanée. J'ignore si ce préjugé a été introduit par Priesnitz lui-même, mais il ne fait rien pour le réprimer. De toute évidence, la sueur joue un rôle fort important dans la guérison des maladies, dont il est un grand nombre où elle présente réellement tous les caractères d'une véritable crise. Mais ce n'est pas un motif pour abuser d'elle comme on le fait à Graefenberg, et pour prétendre que son influence salutaire est en raison directe de l'extension qu'on parvient à lui donner. En réfléchissant sur ce qui se passe à la peau, pendant la sueur, je pense que la période de chaleur signale le déploiement de l'activité de cet organe, dont ensuite, par l'effet de la loi qu'à tout effort succède l'épuisement, l'énergie diminue durant l'écoulement de la sueur, qui ne profite qu'au reste de l'économie. L'intégrité d'une partie est momentanément sacrifiée à celle de l'organisme entier, phénomène que nous retrouvons sous tant de formes variées, chez les êtres vivans. Mais si ce système de bascule contribue d'une manière puissante au rétablissement de l'harmonie, qu'on voit souvent renaître tout-à-coup après son application temporaire, il ne peut qu'y avoir du danger à ne pas se renfermer dans les limites tracées par la nature. Or, c'est les dépasser que d'entretenir le relâchement de la peau pendant des mois, ou même des années entières, et plus on prolonge en elle cet état, plus on éloigne la possibilité de la ramener à ses conditions premières d'énergie.

Quoique le bain qui succède à la sueur soit le meilleur moyen de combattre les effets locaux de cette
dernière, il n'en est pas moins vrai qu'on cesse
de pouvoir lui attribuer une valeur thérapeutique,
une valeur critique, dès qu'elle ne doit plus son
origine qu'à l'épuisement des forces. La sueur,
dit-on, fait sortir du corps tout ce qu'il renferme
d'étranger. Manquons-nous donc d'exemples de
gens qui ont perdu, peu-à-peu, par cette voie,
plus que le poids entier de leur corps, et qui cependant n'ont point fait un pas vers la guérison,
bien qu'on dût penser qu'il ne restait plus rien
d'étranger dans leur économie! Mais peut-être
parviendrai-je mieux à faire comprendre au public de Graefenberg qu'il a grand tort d'abuser des
sueurs forcées, en lui disant qu'il empêche par là
le développement des crises. Oublions pour le moment tout ce qui peut être objecté contre l'importance attachée à ces crises, à ces ulcères, à ces
furoncles, sous le point de vue de la maladie
principale : il est évident qu'elles ne peuvent avoir
lieu qu'autant que la peau possède un certain degré d'énergie ; on les rend donc impossibles quand
on entretient la peau dans un état continuel de
relâchement et d'atonie, quand on ne lui laisse

pas un seul instant la liberté d'obéir aux impulsions de la nature. Ne serait-ce pas par là qu'on expliquerait comment tant de personnes qui avaient souhaité vainement des crises, à Graefenberg, en ont éprouvé ensuite chez elles, où elles abusaient moins de l'eau froide, et donnaient à leur peau le temps de se rétablir des fatigues qu'elle avait essuyées.

Si maintenant on voulait expliquer comment il se fait que, malgré l'absence de tout principe scientifique, les guérisons ne manquent point à Graefenberg, bien qu'elles y soient moins communes aujourd'hui qu'autrefois, parce qu'on a cessé de procéder avec la même prudence, avec la même réserve, il suffirait de se rappeler qu'une foule de maladies dont la cause tient à notre civilisation, sont susceptibles de céder quand on renonce franchement aux erremens d'une vie factice pour se conformer aux règles d'une diététique simple, et que le nombre est immense de celles dont la guérison n'exige qu'une répartition plus uniforme de la vitalité, travail que la sagesse de la nature parvient à accomplir quelle que soit la méthode, directe ou indirecte, qu'on emploie. Et ceci s'applique surtout à l'usage de l'eau, que l'art n'a point encore eu le temps d'entourer de ses dogmes et de ses formules. Voilà pourquoi OErtel ne compte pas moins de succès à Anspach, que Priesnitz à Grae-fenberg, malgré la manière presque opposée don t ces deux hommes procèdent ; voilà pourquoi les succès ne sont pas rares non plus parmi ceux, qui, dédaignant toutes les méthodes accréditées, s'a-bandonnent à leurs propres inspirations, et n'é-coutent que la voix de leur instinct dans l'emploi qu'ils font de l'eau. L'eau a cet avantage, qu'elle produit les plus heureux résultats sans qu'on ait besoin de savoir comment elle agit, et malgré même toutes les fausses idées qu'on peut se for-mer de sa manière d'agir. Mais il serait temps que la science en fît rentrer les applications dans le cer-cle de ses attributs, et que, procédant à la recher-che de lois qu'elle ne pourrait manquer de décou-vrir, elle enrichît la pratique rationnelle d'un moyen qui procurerait d'immenses ressources dans une foule de cas où l'empirisme l'emploie sans utilité réelle, sinon même au détriment des malades.

Quelque extraordinaire qu'il puisse sembler que, dans un ouvrage tendant à disposer le pu-blic en faveur de l'hydriatrie, une si longue dis-

cussion ait été consacrée à faire ressortir les inconvéniens qui peuvent résulter d'un emploi inconsidéré de l'eau, je n'en crois pas moins avoir
atteint le but, et m'être plus rapproché de la solution du problème, que si j'avais rapporté des histoires de guérisons éclatantes, qui partagent avec
tous les appâts imaginables la triste prérogative
d'induire en erreur. Je suis trop convaincu de
l'influence salutaire qu'une digne appréciation
des vertus de l'eau froide doit exercer sur le sort
des générations actuelles et futures, pour négliger
rien de ce qui peut les placer au grand jour et
les débarrasser d'un clinquant dont la fausse
pompe ne ferait que s'opposer à ce qu'elles fussent généralement reconnues.

Graefenberg est un lieu infiniment remarquable ; car, dans les pratiques auxquelles on s'y
livre, nous trouvons toutes les doctrines, qui,
convenablement liées, forment la chaîne entre la
simple goutte d'eau claire et la santé dont brille
un visage sur lequel, peu de semaines auparavant, se peignait l'expression de la douleur et de
la destruction. Mais la renommée dont cet établissement jouit a tellement dépassé toutes les bornes
que, les effets ne répondant plus aux prétentions

toujours croissantes des visiteurs, on peut prévoir le moment peu éloigné où son éclat ira en diminuant. Il convient donc de rechercher quelles ont pu être les causes de cet enthousiasme général; c'est un devoir à remplir, pour l'honneur de la science et dans l'intérêt même de la chose.

CHAPITRE III.

A quelles causes l'établissement de Graefenberg est-il redevable de sa grande renommée?

> Le plus élevé et le plus fécond de tous
> les esprits, c'est le bon sens.

Il me paraît naturel que, même avec la meilleure volonté de croire tout ce qui a été dit dans les chapitres précédens, beaucoup de personnes conservent encore des doutes, et trouvent, par exemple, que les limites assignées à la convenance des applications thérapeutiques de l'eau ne se concilient pas avec la renommée chaque jour croissante de Graefenberg, où, d'année en année, la foule devient de plus en plus compacte. Tous les doutes se dissiperont quand j'aurai passé en revue quelques circonstances propres à expliquer le fait. Ces circonstances tiennent de si près aux évènemens de la vie commune, que le secours

15.

de la science me sera inutile pour les faire comprendre. Je me réjouis d'avoir ainsi l'occasion de témoigner au public combien j'ai de confiance en son jugement, lorsqu'il s'agit de choses qui jouent un grand rôle dans la vie de chacun ; je n'ai donc qu'à le prier de s'armer de son bon sens, et je me bornerai à relater ce que j'ai vu , en y joignant toutefois quelques réflexions [qui eussent peut-être été déplacées ailleurs.

Parlons d'abord de mon arrivée à Graefenberg. Ce fut par une des plus maussades journées de la fin d'avril. Une pluie battante, qui avait rendu presque impraticables des chemins déjà fort mauvais, nous accompagna, moi et le malade auquel je servais de guide, jusqu'à la demeure de Priesnitz, qui, d'après cela, dut nous sembler à double titre un port de salut. Nous étions donc dans la meilleure disposition d'esprit à ce moment important ; car c'est un évènement qui marque toujours dans la vie que de se trouver, pour la première fois, en présence d'un homme placé en dehors de la ligne commune, et dont la position n'a pu être conquise, du moins d'après les idées reçues, que par de longs et pénibles efforts. Je savais ce qui avait été dit et imprimé sur son compte ; mais,

n'ayant trouvé partout que des exagérations dic-
tées par l'enthousiasme ou l'envie, je m'étais dit
qu'il n'est pas rare que le bon sens supplée à la
science péniblement acquise, et j'espérais en voir
un nouvel exemple. Priesnitz étant absent, nous
l'attendîmes dans une petite chambre, dont l'a-
meublement rappelait la simplicité des mœurs
campagnardes. Il arriva enfin. Je le priai d'accueillir la personne que j'amenais et qui, depuis
long-temps en correspondance avec lui, avait jugé
convenable de venir se placer sous sa direction
même. Comme, sans rompre le silence, il n'avait
cessé de jeter des regards scrutateurs sur mon
malade, je m'empressai d'ajouter, dans les termes
qui me parurent les plus mitigés, qu'il ne devait
pas s'en laisser imposer par une apparence de faiblesse qui tenait uniquement à l'âpreté de la saison. Malgré ces précautions, la décision fut plus
défavorable encore que nous ne le craignions.
« Je ne pense pas que le traitement convienne... Il
exige beaucoup de force... Le mal est trop enra-
ciné (des exostoses étaient le symptôme le plus
saillant)... J'ai déjà eu plusieurs malades de cette
espèce, et ils sont partis sans être guéris... Ce serait du temps et de l'argent perdus. » A ces excla-

mations de plus en plus décourageantes, **Priesnitz**
ajoutait quelquefois, comme par compassion, que
la cure exigerait beaucoup de patience et serait
fort longue.

Ne m'étant jamais dissimulé que les **maux de**
mon malade étaient de nature telle que le **médecin**
même le plus exercé n'aurait pu, après **un examen**
si superficiel, calculer ce qu'il y avait à espérer ou
à craindre, l'incertitude de Priesnitz ne m'étonna
pas : ce qui me surprit seulement, ce fut la manière dont il l'exprima, en disant tantôt que le
traitement ne servirait à rien, tantôt qu'il exigerait beaucoup de temps et d'argent. Cependant tout
céda devant cette considération que, si nous n'é-
tions pas admis, il faudrait repartir sur-le-champ. Je
m'attachai donc de mon mieux à démontrer qu'aucune difficulté n'était de nature à nous arrêter, que
nous n'exigions aucune garantie quant à la durée
de la cure, et que notre unique désir était de nous
mettre sous sa direction, sans avoir la moindre
pensée de le rendre responsable des conséquences.
Enfin Priesnitz nous assigna un logement, et promit de nous y visiter le lendemain.

Je laisse au lecteur à décider si cette réception
caractérise l'homme tel qu'on le représente dans

la plupart des écrits qui ont été publiés sur Graefenberg, et tel que je me l'étais moi-même figuré avant de l'aborder. J'avais cependant atteint mon but, celui de nous faire admettre, et la satisfaction d'avoir ainsi ouvert à mon malade tout un avenir d'espérance, me fit refouler les doutes qui, malgré moi, surgissaient dans mon esprit, quand je venais à réfléchir sur cette singulière réception.

Le lendemain, Priesnitz nous rendit visite, comme il l'avait promis, nous exposa toutes les règles relatives au déjeuner et au dîner, qui ont pris force de loi à Graefenberg, et nous quitta sans avoir, ni par ses questions, ni par ses regards, témoigné le moindre désir d'être informé des antécédens de la maladie dont il acceptait le traitement. J'attribuai cette négligence au peu de temps que la foule des malades lui permettait de consacrer à chacun. Le lendemain, sa visite ne dura pas plus long-temps ; mon malade venait d'achever pour la première fois l'opération de la sueur, qu'il lui fut prescrit de prolonger un peu moins désormais. Le traitement était donc commencé, et Priesnitz, ne jugeant plus sa présence nécessaire, fut plusieurs jours sans revenir. Le passage du chaud au froid dans les alimens et les vêtemens,

joint à la température externe qui était encore
fort basse, détermina chez le malade le symptôme ordinaire d'un refroidissement du bas-ventre, qui me parut mériter une sérieuse attention, dans l'état de faiblesse auquel la maladie l'a-
vait déjà réduit. J'allai donc trouver Priesnitz
pour l'informer de cet incident; je le trouvai
prêt à monter à cheval, et n'obtins de lui que
cette réponse : « Peu importe, pourvu qu'il n'y ait
pas de douleurs.» Contre mon attente, il ne vint
nous voir qu'au bout de quelques jours, et comme
le nouveau symptôme n'avait reçu aucun amen-
dement, il se contenta d'ajouter aux anciennes
prescriptions, celle de porter une ceinture mouil-
lée. Le malade n'en fut pas non plus soulagé, et
comme Priesnitz ne reparaissait plus, je me rendis
une seconde fois auprès de lui, pour le prier de
mettre un peu plus d'assiduité dans ses soins. J'eus
une longue conférence avec lui, et je lui appris
quelle était ma profession, dont je n'avais rien dit
jusqu'alors, non pas, je l'assure, pour la cacher,
mais afin de n'apporter aucun obstacle à la réception du malade, voyant bien que la position toute
spéciale de Priesnitz entraînait la nécessité qu'il
n'y eût aucun rapport amical sincère entre lui et

les médecins. J'ajoutai tout ce que je crus capable de modifier ses idées sur l'état général du malade, par exemple, que la rapidité avec laquelle il arrivait souvent au gonflement des os de disparaître, puis de reparaître, me paraissait indiquer que l'os lui-même n'était pas malade, mais seulement le périoste. Nonobstant ces remarques, il persista dans l'opinion qu'on ne devait pas compter sur la guérison, et que les moyens à mettre en usage pourraient être tout aussi bien appliqués chez le malade qu'à Graefenberg. Mais il ajouta deux choses qui me frappèrent, l'une que les gonflemens des os avaient toujours leur siège dans le périoste, l'autre que le mercure ne manquait jamais de calmer momentanément ces sortes de maladies, même lorsque c'était lui qui les avait déterminées. Le résultat de ce long entretien fut la promesse de venir voir mon malade le lendemain.

Je réfléchis long-temps sur cette assertion que les exostoses syphilitiques ne tiennent jamais qu'au périoste; elle me revint même à l'esprit plusieurs mois après, dans le cabinet anatomique de Vienne, où il ne fallut pas moins que la vue d'un grand nombre de pièces pour me ramener à mes anciennes opinions, dont j'avais été sur le point de faire

l'abandon, par déférence pour une autorité dou-
teuse. Il m'a toujours été impossible de comprendre comment, quelque erronée qu'elle fût, Priesnitz
avait pu réunir les élémens nécessaires pour la formuler. J'ai été plus heureux quant à la seconde,
celle que le mercure apaise toujours pour quelque temps les affections de cette espèce. En effet,
je découvris un malade qui, après avoir, il y a plusieurs années, obtenu du soulagement à Graefenberg, retourna chez lui, où bientôt reparurent de
nouveaux symptômes de l'affection dont il avait
été atteint; il eut recours au mercure, qui jusqu'à
un certain point justifia sa confiance, en lui pro-
curant une amélioration momentanée chaque fois
qu'il l'employait; enfin, cependant il revint à
Graefenberg, où ce qu'il avait éprouvé fut bientôt
élevé au rang d'une vérité générale. Il ne dut son
admission cette fois qu'au séjour qu'il avait déjà
fait à Graefenberg, et à la confiance absolue dont
il avait donné hautement des preuves, car tout son
extérieur annonçait si clairement une inévitable
catastrophe, que je n'aurais pas pu me rendre
compte de cette infraction aux habitudes reçues,
si je n'avais pas eu occasion de remarquer que
Priesnitz ne refuse pas les personnes atteintes de

maladies graves quand elles ont déjà passé de meilleurs jours auprès de lui, et qu'il regarde cette œuvre d'humanité comme le plus sûr moyen d'échapper au reproche qu'elles pourraient lui faire, de les avoir bercées d'illusions.

Quoi qu'il en soit, une seule chose me fit réellement impression dans le moment : c'est qu'ayant si peu d'espoir de guérir mon malade, Priesnitz ne mettrait jamais d'assiduité dans ses rapports avec lui, et que, le nombre des visiteurs croissant de jour en jour, il saisirait la première occasion de se débarrasser tout-à-fait d'un traitement dont il n'attendait rien ou peu de chose. Mon malade lui-même partageait cette crainte. Je résolus donc de le confier au directeur de l'autre établissement, dont je désirais faire la connaissance, et j'en informai Priesnitz, avec qui je cessai dès-lors d'avoir des relations.

On trouvera peut-être que j'insiste sur des détails peu intéressans ou superflus; mais je les regarde comme la meilleure réponse que je puisse faire à ceux qui, ne me voyant pas partager leur admiration enthousiaste, seraient tentés de penser que j'ai pris la plume sous les inspirations d'une animosité personnelle. J'éprouve donc une vraie satisfaction à déclarer hautement que jamais, soit devant moi, soit en arrière, du moins à ma connaissance, Priesnitz n'a rien laissé échapper qui pût blesser la susceptibilité la plus chatouilleuse.

Je reviens encore sur les premiers momens de mon séjour à Graefenberg. Dans tout ce que je voyais ou entendais, je cherchais les moyens de fixer mes idées, et il y avait beaucoup de choses que je soumettais à un sévère examen. Un phénomène, surtout, me causa d'abord une grande surprise. Je m'attendais à trouver une réunion des maladies les plus rares et les plus graves, et, de tous côtés presque, je n'apercevais que des corps robustes, des visages frais, en un mot, des hommes qui semblaient braver l'habitude que j'ai de juger l'état intérieur de l'organisme d'après son apparence extérieure : il me fallut plusieurs jours pour en découvrir qui présentaient les marques d'une profonde atteinte portée à leurs fonctions vitales. La solution de cette énigme ne se fit pas long-temps attendre. Parmi les nouveaux visiteurs qui affluaient chaque jour, il ne manquait pas de personnes affectées de maladies graves, qui auraient volontiers contribué, pour leur part, à accroître la renommée de Graefenberg ; mais, quand un pre-

mier coup-d'œil apprenait à Priesnitz qu'elles
étaient sérieusement et profondément malades, il
les congédiait, pour la plupart. L'occasion s'est
présentée de lier connaissance avec quelques-uns
de ces malheureux trompés dans leur espoir; ils
avaient été congédiés dans les mêmes termes exactement que nous, ce qui me semble en complet
désaccord avec l'opinion, répandue dans le public,
que Priesnitz est l'homme le plus capable de distinguer deux cas en apparence semblables, car
leurs maladies n'avaient pas le moindre rapport
les unes avec les autres; et cependant on leur avait
dit à tous qu'ils n'auraient pas la force de supporter le traitement, ce qui ne pouvait être vrai que
pour un petit nombre d'entre eux, le traitement
étant susceptible de modifications dans son intensité. Ainsi, je me souviens encore aujourd'hui d'un
malade qui avait une paralysie partielle, mais dont
tout l'extérieur annonçait un tel fond de force vitale
que, sous ce rapport, il promettait de résister aux
plus énergiques méthodes de Graefenberg, comme
il le fit réellement dans la suite. Quelque contradiction qu'il y eût entre la conduite de Priesnitz,
dont j'étais témoin, et les bruits accrédités par la
clameur publique, j'éprouvais quelque peine à

sacrifier la bonne opinion dont je m'étais imbu. Le mauvais temps, qui ne permettait pas de se livrer à l'exercice de la promenade ailleurs que dans le réfectoire commun, me fournit l'occasion de connaître l'histoire d'une bonne partie de ses hôtes. Mon titre de médecin exigeant que je fusse très circonspect dans mes discours, pour éviter tout sujet de collision dans une assemblée où cette profession comptait peu de personnes qui eussent quelque estime pour elle, je pris le parti de me réduire, autant que possible, au rôle d'auditeur; les impressions ne manquent jamais de nous venir du dehors plus pures, plus naturelles, plus fidèles, et souvent elles font naître en nous, à notre insu, des idées plus nettes que celles qui seraient le fruit de la réflexion et de l'étude. Je commençai donc par écouter tous les récits dont je fus assailli, sans même essayer de les soumettre à l'épreuve d'un examen de sang froid. Priesnitz, me disait un malade, le jour même de mon arrivée, Priesnitz n'emploie que l'eau, et toujours l'eau, mais, avec les mille formes qu'il sait lui donner, il fait des choses qui tiennent du miracle, et personne n'a pu approcher de lui. « Et votre santé, demandai-je, comment va-t-elle? — Oh! me répondit-on, je me trouve déjà bien mieux. A la vérité je n'ai point encore de crises, mais Priesnitz pense qu'elles ne tarderont pas, de sorte que j'ai devant moi le plus riant avenir. » Je fis part à cette personne de mes soucis, ayant amené avec moi un malade dont je m'apercevais maintenant que l'affection était des plus graves, et sur le compte duquel je ne pouvais m'empêcher de concevoir des craintes, alors même qu'il serait admis. « Vous pouvez être parfaitement tranquille, me dit avec assurance mon interlocuteur ; si Priesnitz se charge de lui, il le guérira sans le moindre doute. La chose est longue quelquefois ; mais voyez là-bas ce jeune homme, il peut se vanter d'être heureux, car à peine est-il arrivé depuis quelques semaines, et il a déjà eu ses crises, de sorte que, suivant toutes les probabilités, il ne tardera pas à partir guéri. » Je sentis qu'il fallait me taire, et que la moindre objection donnerait de moi une fort mauvaise idée.

Pour ne pas abuser de l'attention du lecteur, je vais donner de suite la fin de ces historiettes. Au bout d'environ deux mois et demi, je rencontrai de nouveau la même personne, que j'avais vue rarement dans l'intervalle, et je m'informai de sa santé. « Tout ce que j'ai gagné, me dit-elle, de l'air d'un homme qui souffre beaucoup, c'est que mes douleurs ont assez diminué pour me permettre de me traîner jusqu'à la voiture. — Et les crises qu'on vous avait promises ? — Je n'en ai point eu, j'ai forcé le traitement de toutes les manières possibles, je prends des douches, souvent deux fois par jour, et de tout cela il n'est rien résulté, sinon que mes souffrances égalent maintenant celles de l'enfer ; je me souviendrai de Graefenberg. » Je lui donnai à entendre que ce redoublement tenait peut-être à une excitation trop vive, et qu'en cessant tout traitement il obtiendrait du repos. C'était la seule consolation que je pusse lui offrir, et dans son dépit, il maudissait Graefenberg, qu'il quitta bientôt. Le hasard fit que je me liai également avec un jeune homme, dont je suivis, durant plusieurs semaines, la maladie, qui siégeait dans le bas-ventre ; soit par l'effet d'une prédisposition naturelle, soit par suite de contrariétés ou d'un mauvais régime, il éprouvait, au début du traitement, tous les symptômes, depuis la simple perte de l'appétit jusqu'au découragement hypocondriaque, qui se rattachent aux lésions des organes abdominaux, et contre lesquels la médecine ordinaire n'avait produit que des effets momentanés. C'était là , dans ma pleine conviction , un cas parfaitement approprié à l'usage de l'eau, mais non pas à tous les excès des méthodes usitées à Graefenberg. Le malade me raconta que, pendant les premiers jours , il s'était contenté de boire de l'eau , qui lui avait fait rejeter une grande quantité de mucosités par le haut, que ce phénomène avait duré près de huit jours, [que maintenant il se sentait si bien, au physique comme au moral , qu'à proprement parler, il n'avait plus à se plaindre de rien , mais que cependant il voulait employer six semaines , dont ses occupations lui permettaient encore de disposer, à attaquer son mal jusqu'aux plus profondes racines.

A table, j'acquis plus d'une fois la certitude que son récit était vrai, car il faisait preuve d'un appétit extraordinaire ; je fus tenté de croire que le traitement avait plus de portée que je ne l'aurais pensé, pour prévenir les inconvéniens d'un défaut de tempérance qui ne resterait pas impuni dans la vie ordinaire. Mais je ne tardai pas à revenir de cette erreur. Peu de temps après, mon jeune homme vint me trouver, la figure altérée et l'air tout contrit ; vainement s'était-il flatté de toucher à sa guérison, des souffrances de mille espèces lui avaient appris que l'ordre n'était point rétabli dans son bas-ventre, et cependant il ne manquait à aucune des prescriptions; il prenait jusqu'à deux douches par jour. Je m'attendais à le voir modérer son appétit; mais, à ma grande surprise, il mangea tout autant qu'à l'ordinaire. L'usage presque continuel d'une eau pure, joint à un rude exercice et au bon air des montagnes exalte les facultés digestives à un tel point que je serais presque tenté de mettre l'eau fraîche au premier rang des stomachiques; car, sans cela, il serait impossible de concevoir comment on n'observe pas plus souvent, à Graefenberg, les suites fâcheuses d'un régime qui est fort éloigné de répondre aux exigences des diverses maladies, ni même à l'idée que nous nous faisons généralement d'une alimentation simple et salubre. Ainsi, bien que mon jeune ami eût pu s'aiguiser l'appétit en avalant dix ou douze verres d'eau dans le cours de la matinée, les organes digestifs n'en étaient pas moins malades. Les six semaines s'écoulèrent ainsi, et il partit avec le regret de n'avoir pas pu achever son traitement, car il souffrait encore beaucoup, et était fort mécontent de son état. Je pris la liberté de dire à ceux qui m'en apprirent la nouvelle que le malheur n'était pas grand, que, suivant toutes les apparences, les souffrances de notre ami commun tenaient moins à l'opiniâtreté de sa maladie qu'à ses écarts de régime et à l'abus de l'eau, et qu'il recouvrerait la santé chez lui quand il saurait se renfermer dans les bornes de la tempérance et de la modération. Contre mon attente, il ne me fut fait aucune objection ; je ne me hasardai cependant point à aller plus loin, de peur d'être mal jugé. Ceux à qui je parlais, quoique d'un sens plus rassis que les autres hôtes de Graefenberg, croyaient aveuglément tout ce qu'ils voyaient ou entendaient ; et, chez eux, la foi faisait taire l'intelligence. Ils étaient deux, atteints de la même maladie, ou, pour mieux dire, des mêmes symptômes ; ils se plaignaient d'éprouver des maux de tête violens depuis plusieurs années, et cependant il y avait une différence totale entre les deux traitemens qu'ils subissaient : l'un prenait deux ou trois bains de pieds par jour, et l'autre deux ou trois bains de tête. Un esprit supérieur avait pu seul, suivant eux, reconnaître que leurs maux, bien qu'identiques, devaient ainsi être attaqués par des méthodes divergentes. Voilà ce qu'on entendait répéter de tous côtés à Graefenberg, tandis que

moi , pauvre incrédule, incap
delà de la mesure commune, j'a
tre chose que de la sagacité, d
prit, du génie. Mon explicatio
ner, aurait été que la différenc
seulement, et non sur le fond
cette forme, il y avait partout
térieur, même genre de vie,
air pur, même exercice, et, qu
journalier du bain froid, qu'a
constances, identiques de to
ne pouvait jouer qu'un pet
tance duquel il était bien diffi
et qu'enfin, en mettant tout c
méthodes diverses tendaient
de provoquer une réaction gén
pas dire qu'un bain de pieds
qu'un bain de tête; mais j
on répète ainsi trois fois par jo
stimulant extérieur sur l'or
excite pendant des semaine
vitale à se déployer avec pl
nisme entier doit s'en ressent
dans le cas où il n'y aurait b
tion générale, le résultat fin

elever au-
la tout au-
teur d'es-
pu la don-
la forme
qu'à part
au à l'in-
ace d'un
me usage
ces cir-
forme
impor-
noncer,
les deux
, celui
tends
chose
quand
on d'un
ond on
ctivité
l'orga-
et que,
xcita-
tenu

quelle que soit la voie qu'on emploie pour y arriver. Il n'en demeure pas moins vrai qu'une exacte connaissance de la nature et de la cause du mal est nécessaire pour décider de la direction qu'on doit donner au plan de traitement ; mais on ne saurait se passer pour cela d'une base scientifique, et partout où celle-ci manque, toutes les modifications qui viennent à être introduites, ne sont qu'une vaine pâture offerte, en dédain du sens commun, à la crédulité aveugle ou à la stupide admiration.

Ce qu'il y avait de plus singulier, c'est qu'au milieu d'un enthousiasme qui n'allait à rien moins qu'à déifier Priesnitz, et tout en admirant l'habileté dont cet homme fait preuve dans le choix des méthodes hydriatriques, les mêmes malades qui venaient d'épuiser le catalogue des formules laudatives, ne craignaient pas d'avouer qu'ils ne suivaient pas exactement les prescriptions, et que, de leur propre chef, ils y avaient apporté telle ou telle modification, afin d'en rendre l'application plus commode ou plus efficace.

Voulant sortir de la pénible incertitude dans laquelle me tenaient toutes ces contradictions, je résolus enfin d'examiner séparément la chose et la personne, et de ne pas suivre la même marche dans l'étude que je ferais de l'une et de l'autre. Je ne pouvais manquer de découvrir ainsi des phénomènes qui, fort importans sous un rapport, n'avaient absolument aucune valeur sous l'autre, et dans la réalité, c'était le seul moyen de trouver la clef des merveilles dont j'étais entouré. A l'époque précisément où je pris ce parti, je me liai avec un ancien militaire, perclus de douleurs, mais doué d'un jugement sain. Cet homme me raconta qu'il avait inutilement eu recours à plusieurs eaux minérales, et que l'année précédente il était venu à Graefenberg pour essayer l'hydriatrie. Priesnitz lui assigna un logis, et lui indiqua ce qu'il avait à faire ; mais à peine entendit-il parler du procédé par lequel on provoque la sueur, qu'il déclara ne pas vouloir s'y soumettre, ayant assez sué dans d'autres établissemens pour être bien certain qu'il n'avait aucun profit à en espérer. Priesnitz avait depuis si long-temps perdu l'habitude de rencontrer la moindre opposition, que l'ordre de quitter Graefenberg s'ensuivit immédiatement. Le vieux soldat, sans perdre courage, s'établit à Freiwalde, et s'y fit son propre médecin ; choisissant parmi tout ce qu'il voyait ou entendait dire, ce qui lui semlait convenir le mieux à son état, il se mit à l'usage de l'eau, mais en se gardant bien de provoquer des sueurs forcées, ce qui ne l'empêcha pas d'avoir des crises ; quelques-unes de ses anciennes souffrances reparurent ; mais, après six mois de patience et d'assiduité, il recouvra la santé, tandis que beaucoup de personnes qui suivaient à la lettre les prescriptions de Priesnitz, n'obtenaient aucun résultat, et finissaient même quelquefois par être obligées de partir plus malades qu'au moment de leur arrivée. Cette histoire eut pour moi plus d'intérêt que tant d'autres qui avaient cours dans la circulation, et aux narrateurs desquelles je pris plus d'une fois plaisir à la raconter, sans m'apercevoir qu'elle fît la moindre impression sur leur esprit. Cependant ce n'était pas là un fait unique et isolé, car j'entendis aussi parler d'un homme qui, repoussé par Priesnitz, comme n'offrant aucune ressource, était également parvenu seul, et par un emploi modéré de l'eau, à diminuer beaucoup ses souffrances dans le court espace de quelques mois. Une dame fort aimable me disait qu'avant son départ, un ancien hôte de Graefenberg lui avait recommandé de ne faire jamais que la moitié de ce qui lui serait ordonné par Priesnitz, si elle voulait bien s'en trouver. Je me suis souvent demandé à combien d'injures je me serais exposé si j'avais eu l'imprudence de déclarer publiquement que, dans ma conviction, l'homme à qui était dù ce sage conseil, comprenait mieux l'hydriatrie que Priesnitz.

J'ai déjà indiqué quelques-uns des motifs qui, dès les premiers jours de mon arrivée, me firent prendre le parti de retirer mon malade à Priesnitz, pour le confier à Weiss; mais il en est d'autres encore, dont je crois devoir compte au public. J'eus occasion de connaître Weiss cinq jours avant ma défection, et d'apprécier la droiture, la franchise, la bonté d'âme qui le caractérisent. Je vis en lui le médecin que je m'étais figuré trouver en Priesnitz, l'homme qui, sans autre guide que la rectitude de son jugement, a su découvrir les effets physiologiques de l'eau, et construire sur cette base l'édifice des méthodes suivant lesquelles il l'applique au traitement des maladies. A la vérité, ses études de médecine vétérinaire lui avaient procuré des notions générales d'anatomie, de pathologie et de thérapeutique, qui ont dù lui être d'un grand secours. Si moins de malades s'adressent à lui qu'à Priesnitz, si son mérite est moins généralement reconnu, il faut s'en prendre à la disposition d'esprit des visiteurs de Graefenberg, dont son heureux rival s'entend admirablement à exploiter les faiblesses.

Freiwalde m'offrant des moyens suffisans de continuer mes recherches sur les vertus médicinales de l'eau, mes visites à Graefenberg devinrent de plus en plus rares. L'habitude qu'on y a contractée de transformer les faits les plus simples en phénomènes surnaturels, me semblait ridicule, même digne de mépris, et le plaisir de parcourir des sites magnifiques n'était pas compensé par l'ennui d'entendre sans cesse bourdonner à mes oreilles : il n'y a qu'un Priesnitz au monde, de tels hommes n'apparaissent que tous les mille ans, etc. Cependant, je dois prouver que j'eus réellement lieu de me féliciter d'avoir choisi un autre point de vue pour me livrer à mes observations.

Le lecteur doit déjà se douter que le public du lieu est plus ou moins partagé en deux corps, les Priesnitziens et les Weissiens. Parmi ces sectaires, il y en a probablement qui, dans leur orthodoxie, se vouent un mépris réciproque; mais, pour rendre hommage à la vérité, je dois convenir que, chez le plus grand nombre, la dissidence d'opinion ne va pas jusqu'à rompre les liens de la sociabilité.

Parmi ceux qui se faisaient remarquer par leur animosité contre les Weissiens, je ne tardai pas à distinguer un vieillard en qui tout trahissait le désappointement, et qui croyait sans doute recouvrer la tranquillité d'esprit en accablant tout le monde de ses doléances et de ses questions. Cet homme vint me faire part de ses maux et de ses doutes. Sa maladie n'était pas, comme la plupart de celles qu'on rencontre à Graefenberg, une expiation des erreurs de la jeunesse, et elle prouvait la vérité du dicton populaire, que l'âge ne garantit pas toujours des folies. Il n'en faisait remonter l'origine qu'à quelques mois seulement.

Cette maladie fut attaquée par le mercure ; mais, soit par négligence, soit par excès d'irritabilité chez le malade, la guérison radicale n'eut pas lieu. Il survint une éruption, à laquelle on opposa sans succès la fameuse décoction dépurative de Zittmann. C'est de cette affection cutanée que procédaient son inquiétude rongeante et ses doutes. Il termina son récit par des imprécations contre le mercure, auquel il attribuait tout, et contre le médecin qui s'était empressé de le lui administrer. Priesnitz lui avait promis de le guérir, mais le jugeant trop faible pour supporter le traitement, lui

avait prescrit de prendre quatre ou cinq bains
froids par jour. Bien qu'il eût exécuté fidèlement
cette ordonnance pendant plus d'un mois, il ne
voyait ni ses forces revenir, ni sa maladie s'amen-
der; loin de là, même, à son grand effroi, le mal
semblait faire des progrès, et cependant Priesnitz
de changeait rien à la manière de le traiter, et il
ne faisait rien pour le tirer d'inquiétude. Je lui re-
présentai qu'on avait eu tort de regarder le mercure comme la cause de son mal, qu'il fallait,
pour produire de tels effets, des quantités plus considérables que celles qu'on avait pu lui administrer
dans le court espace de quelques semaines; qu'il
s'agissait tout simplement d'une seconde forme de
la maladie contre laquelle il avait employé en vain
ce métal; que le danger n'était pas assez grand
pour justifier son désespoir; que bien qu'on pos-
sédât en médecine des moyens propres à guérir
des symptômes semblables à ceux dont il était atteint, et d'autres même beaucoup plus graves, je
croyais l'emploi circonspect de l'eau également
susceptible de l'en débarrasser, et que loin de chercher à affaiblir le moins du monde la confiance
qu'il avait en elle, je l'engageais, au contraire, de
toutes mes forces à persévérer. Quant au traitement,

j'ajoutai que j'étais encore trop novice pour juger les prescriptions de Priesnitz, quoique je n'aperçusse pas le plan auquel elles devaient se rattacher, qu'il était entouré de gens qui avaient passé par les mêmes doutes que lui, et que je ne pouvais lui donner aucun avis, dans une circonstance où il devait chercher en lui-même des élémens de conviction. Là-dessus, je m'éloignai, l'abandonnant à ses propres réflexions; les jours suivans, je ne le vis qu'en passant; ses traits n'annonçaient pas un esprit plus calme, et l'on m'assura que ses plaintes étaient toujours les mêmes; mais je crus devoir l'éviter afin de ne pas paraître vouloir exercer d'influence sur le parti qu'il prendrait. Au bout de quelques semaines, je le rencontrai inopinément, et je fus fort surpris d'apprendre que ses maux s'étaient accrus de nouveaux symptômes, et que toutes les nuits il éprouvait une insupportable oppression de poitrine; les questions que je lui adressai et une exploration minutieuse me firent soupçonner une affection du cœur ou des gros vaisseaux, et je ne me dissimulai pas la gravité de cette complication. Elle s'était évidemment développée depuis l'arrivée du malade à Graefenberg. Peu importait de savoir si l'on devait ou non la rapporter à l'usage journalier des bains froids, le point essentiel était de décider si ce moyen pouvait être continué sans danger. J'avouai au malade que sa position était entièrement changée, et qu'il fallait renoncer à attaquer l'affection primitive par un plan de traitement dont une excitation générale des fonctions était la conséquence nécessaire, puisque sa nouvelle maladie exigeait l'application d'une méthode débilitante, sans laquelle on ne pouvait espérer d'en arrêter les progrès. Mais, comme il s'agissait d'un de ces cas intéressans dans lesquels les personnes étrangères à notre profession nous jugent d'une manière si défavorable, parce que l'intérêt, qui tient précisément de la divergence des opinions, tourne toujours à leur détriment, je lui conseillai de consulter un autre médecin, d'autant plus que Priesnitz lui-même perdait l'espoir de le guérir, et voulait qu'il renonçât au traitement par l'eau. Le malade prit le parti de s'adresser à Weiss. « Comment se fait-il, lui dis-je, que l'idée ne vous en soit pas venue à la suite de notre premier entretien. —Des amis m'en ont détourné, répondit-il, et soyez bien persuadé que je me suis déjà reproché mille fois mon irrésolution. » Weiss fut assez loyal pour lui déclarer sur-le-champ que son état ne comportait pas l'application des procédés de l'hydriatrie, qu'il avait besoin, pour le moment, de se soumettre à un traitement rationnel, et que plus tard, après la disparition de certains symptômes inquiétans, on pourrait essayer de lui faire reprendre l'usage de l'eau avec prudence et modération. Le malade partit, et je pris congé de lui avec un triste pressentiment du sort que l'avenir lui réservait.

Outre qu'il vient à l'appui des idées théoriques que j'ai déjà développées à l'occasion d'autres faits, celui-ci me paraît avoir de l'importance, en ce qu'il appelle l'attention sur une nouvelle forme de maladie dont l'usage inconsidéré de l'eau peut déterminer le développement. Pendant les premiers temps de mon séjour à Freiwalde, je trouvai à la table d'hôte un malade dont l'extérieur me laissa plus long-temps dans l'incertitude que celui de la plupart des autres convives. J'appris bientôt que les fatigues de la guerre avaient été la source de ses maux, et qu'il portait à la jambe une blessure non encore cicatrisée. Il employait depuis six mois le traitement par l'eau, et comptait d'autant plus fermement sur la guérison, qu'il employait dix à douze heures par jour à suer dans sa couverture. Six semaines se passèrent sans que je le revisse, et je le croyais parti depuis long-temps, lorsque le hasard me le fit rencontrer dans un quartier éloigné de la ville. L'amélioration ne s'était pas soutenue; Priesnitz commençait à penser, comme lui, qu'il avait trop sué pendant l'hiver, mais accusait en même temps son genre de nourriture, auquel, il avait cru, en conséquence, devoir renoncer, ce qui ne laissa pas que de me surprendre, car, suivant moi, si l'on pouvait reprocher quelque chose à notre hôte, ce n'était pas de pousser trop loin les raffinemens de l'art culinaire. Quoi qu'il en soit, la plaie du malade, que je vis alors pour la première fois, était longue de plusieurs pouces, superficielle, sans trajets fistuleux, et ne semblait pas intéresser le tibia; les bords ne laissaient rien à désirer, mais le fond était de mauvais aspect et couvert d'une couche grisâtre. Je dus mettre beaucoup de réserve dans l'expression de ma pensée, car je connaissais la malheureuse disposition du public à mal interpréter les intentions les plus bienveillantes, et je savais qu'un médecin qui s'était aventuré un peu trop, était devenu victime de l'inexplicable influence de Priesnitz et de l'aveuglement général. J'ignore ce qu'est devenu ce malade, mais je suis convaincu qu'en se bornant à l'usage

de l'eau , même avec une abstinence totale de con-
dimens , il aura fini par épuiser complètement son
petit capital de vie, sans arriver à la guérison de
sa plaie.

Parmi les habitués de Graefenberg avec lesquels
je conservai des relations après ma rupture avec
Priesnitz, un officier prussien se faisait remarquer
par la tournure plus calme et moins passionnée
de son esprit. Ayant appris que j'étais médecin ,
il se rapprocha de moi pour connaître mon opinion sur tout ce qui se passait autour de moi. Ac-
coutumé à ne rencontrer que des enthousiastes,
je fus agréablement surpris de trouver cette fois
un homme qui pouvait raisonner de sang-froid et
supporter la contradiction. Témoin des bons effets
de l'eau sur lui-même et sur beaucoup d'autres,
il en rapportait bien le mérite à Priesnitz, mais
demeurait convaincu que l'hydriatrie rendrait
de plus grands services encore entre les mains
d'un médecin. « Malheureusement, disait-il.
la clef de ce trésor est dans la tête de Priesnitz ,
et, je crains de ne pas aller assez loin en affirmant
qu'il faudrait au moins deux années de séjour as-
sidu pour pouvoir arracher quelques lambeaux
du secret. » Je lui répondis que je ne connaissais

pas d'autre révélation que celle à laquelle on arrive par un sens droit et un jugement sain, qu'à
mon arrivée j'étais plein de bonne volonté pour
apercevoir ces précieuses qualités dans son héros,
mais que j'avais eu jusqu'ici le malheur de ne découvrir aucune preuve qu'il en fût réellement doué.
Presque tous les oracles de Priesnitz manquent de
clarté et de précision ; on pourrait les traduire tout
aussi bien par non que par oui, de sorte qu'ils ne
doivent jamais manquer de se réaliser ; quant aux
jugemens que cet homme formule nettement, il est
rare que l'effet y réponde ; je sais bien des cas où
la guérison qu'il avait promise n'a pas eu lieu, et
d'autres où elle s'est effectuée, bien qu'il l'eût dé-
clarée impossible, et que le malade eût été traité
hydriatriquement par d'autres que par lui ; j'ai, de
plus, remarqué que ceux qui se trouvent le mieux
de l'eau, sont ceux qui se traitent eux-mêmes, et
l'on pourrait citer plus d'un malade chez lequel
la ponctuelle exécution de ses ordonnances aurait
entraîné de funestes résultats. « Mais, m'objecta l'officier, il me semble qu'on ne peut bien connaître
le traitement des crises qu'en se conformant stric-
tement aux prescriptions de Priesnitz. Je lui rappelai l'exemple d'un jeune médecin russe qui, ayant

été assez habile pour découvrir de suite ces qualités, dont la recherche m'occupait, s'était élevé si haut dans l'estime et l'admiration des habitués de Graefenberg, qu'on disait encore aujourd'hui qu'il avait été l'intime de Priesnitz et le favori du public. Seul, parmi tous les médecins, il avait eu le bonheur de ne pas quitter un seul instant Priesnitz pendant la durée entière de son séjour, et d'assister à toutes ses consultations, à toutes ses prescriptions. Priesnitz, lui-même, avait déclaré, après son départ, qui, si quelqu'un l'avait jamais bien compris, si quelqu'un pouvait jamais le remplacer, c'était lui. Le hasard a voulu que mon attention fût reportée à plusieurs reprises sur ce jeune homme. Ainsi je ne fus pas peu surpris, à Nice, de trouver son éloge dans la bouche d'un Français, tout récemment arrivé de Graefenberg. Mais j'étais déjà bien revenu sur son compte, lorsque à Paris j'appris à quelles étourderies, pour ne rien dire de plus, son zèle convertisseur l'avait poussé, et ce qui lui est arrivé depuis à Pétersbourg, m'a parfaitement démontré qu'il n'avait jamais saisi le vrai côté de l'hydriatrie. J'aurais gardé le silence à cet égard, si lui-même ne m'avait pas obligé à le rompre, en imprimant que je regardais Priesnitz comme le plus grand médecin qui eût jamais existé, déclaration qui, on le conçoit, dut me révolter quand elle vint à ma connaissance.

L'officier prussien déplorait que le manque d'éducation empêchât Priesnitz de s'exprimer plus clairement, et surtout de rédiger ses idées sublimes, les beaux résultats de son expérience. Sa réputation n'aurait pu, suivant lui, qu'y gagner. Je ne pus partager son sentiment, car, à mon avis, le plus sûr moyen, pour Priesnitz, de se perdre, serait de devenir moins énigmatique, et de publier ce qu'il peut penser. Le prix qu'on attache à ses réponses dépend de leur obscurité même, et de la haute opinion qu'on s'en est faite d'avance. «Quel homme surprenant! disait un jeune enthousiaste, il m'a donné sur-le-champ une ordonnance pour un de mes amis qui me priait de le consulter! — Cette ordonnance a-t-elle donc déjà produit son effet? — Non! — Mais alors sur quoi se fonde votre admiration?» Quant à moi, il y avait là quelque chose que j'admirais. C'est la perspicacité de Priesnitz, découvrant de suite qu'il tirerait un plus grand profit de faire une prescription insignifiante, que d'avouer avec franchise et loyauté qu'on ne lui donnait pas des renseignemens assez détaillés pour en motiver une sérieuse.

Mon curieux interlocuteur invoquait encore les résultats incontestables du traitement de Graefenberg, où les morts sont extrêmement rares, et d'où chacun part guéri. Mais je lui fis sentir qu'il n'y avait là rien de surprenant. Priesnitz, lui-même, ne dissimule pas qu'un huitième au plus de ceux qui s'adressent à lui est admis dans son établissement, et parmi ces élus il s'en trouve plus d'un encore que sa mauvaise mine ou le genre de sa maladie fait congédier au moment même de son arrivée. On devrait donc croire que tous ceux qu'il accueille obtiennent de lui guérison. Or, il s'en faut de beaucoup que les choses se passent ainsi, et pour mon propre compte, tous ceux que j'ai vus partir de Graefenberg l'ont quitté très souffrans. Quelques-uns de ceux que Priesnitz avaient déclarés incurables, ont été parfaitement guéris par Weiss, et tous ces faits réunis ne peuvent manquer d'avoir de l'intérêt pour qui ce n'est pas un parti pris d'avance de concentrer toutes ses idées sur les miracles et les historiettes de la montagne.

Plus d'une fois, comme je l'ai dit, j'ai réussi à détruire des préjugés déjà enracinés, à faire naitre des dispositions telles, qu'un libre examen s'ensuivit, mais je ne pus arracher à mon nouvel ami l'idée qu'il se formait de l'importance des crises, et de la nécessité d'un esprit supérieur pour les diriger; mon amour-propre fut même piqué de le voir se déclarer en faveur d'une des théories les plus obscures qu'on ait imaginées pour expliquer l'action de l'eau, et dès-lors je ne me sentis plus le courage de continuer la discussion. Quelques semaines après il partit, et je n'eus malheureusement pas l'occasion d'observer ce que serait devenue sa ferme confiance dans le traitement par les crises, s'il avait eu connaissance de certains faits qui, par cela même qu'ils sortaient de la sphère des phénomènes journaliers, attirèrent de ma part un redoublement d'attention.

Je n'étais pas le seul observateur des pratiques de Graefenberg; un médecin russe s'était imposé la même tâche, et nous nous communiquions souvent les résultats de nos élucubrations. Un jour donc il m'apprit qu'un Polonais de distinction, atteint d'une maladie grave, et qui doutait un peu de la justesse des vues de Priesnitz, venait de le faire appeler. Il avait trouvé un homme d'une soixantaine d'années, célibataire et riche, qui paraissait n'avoir été attiré que par l'espoir de trouver dans l'hydriatrie un moyen de restaurer ses forces et de se rajeunir. Cet homme avait commencé et suivi le traitement avec courage; depuis quelques jours, il éprouvait un relâchement de ventre, auquel il ne pouvait assigner aucune cause directe, mais dont la violence avait augmenté par degrés, au point de lui inspirer des inquiétudes. Sa confiance dans les vertus de l'eau était ébranlée, et la force morale ne lui manquait pas pour se résoudre à une démarche décisive; mais, malgré la vivacité de ses plaintes, il n'avait pas positivement demandé à mon collègue de se charger seul du traitement. Celui-ci dut donc se borner à des consolations banales. Ne pouvant songer à une consultation avec Priesnitz, sur un point à l'égard duquel il ne voudrait certainement rien écouter, on laissa le malade réfléchir à son aise sur ce qu'il avait à faire. Le lendemain il réclama encore les conseils de mon confrère, qui le trouva plus mal. Priesnitz lui avait prescrit de prendre toutes les deux heures un bain de siège d'une heure. Le charme qui pèse sur tous les habitans de Graefenberg semblait encore opérer sur lui, car l'aggravation de son état n'avait point exercé la

moindre influence sur ses déterminations : le lendemain seulement il voulut prendre l'avis de plusieurs médecins. Je me déclarai prêt à me charger
de son traitement, dès que Priesnitz aurait été con-
gédié, fût-il même aux portes de la mort, quoique je dusse bien prévoir que le public jetterait les
hauts cris s'il apprenait que des médecins s'étaient
trouvés autour du lit d'un malade à ses derniers
momens. Malgré cette déclaration explicite, je fus
plusieurs jours sans recevoir aucune nouvelle ; et
j'eus tout le temps de chercher à concevoir comment il pouvait se trouver un homme capable
d'appliquer journellement un traitement sans
connaître les principes auxquels doit être rapporté
tout résultat, heureux ou malheureux, sans s'être
bien convaincu que l'eau ne guérit jamais une
maladie, et qu'elle ne fait que réveiller la force
médicatrice dévolue à chaque individu, en favo-
risant ici et restreignant là l'énergie de son développement, suivant la manière dont on l'applique
et le temps qu'on lui permet d'agir.

Si le vrai génie médical consiste à juger du premier coup-d'œil quel degré d'action est nécessaire pour obtenir la réaction qu'on se propose
d'exciter, et par conséquent à établir entre l'ac-

tion de l'eau et les effets de la force médicatrice
cette heureuse corrélation dans laquelle consiste
tout le secret de l'hydriatrie, comme de la médecine en général, c'est déjà prouver qu'on ne manque pas absolument de tact que de savoir reconnaître à temps qu'on s'est trompé, et de changer
en conséquence de méthode. Mais quelle explication favorable donner de l'opiniâtreté à persévérer
dans l'erreur, quand il saute aux yeux qu'on a
suivi une fausse route? Telles furent les réflexions
dont je ne pus me défendre en apprenant que les
bains de siège étaient continués d'heure en heure
depuis plusieurs jours, et que l'accroissement du
mal n'avait pas même fait naître l'idée que l'amélioration ne survenait point faute de réaction;
que celle-ci manquait à cause de l'âge ou de la
débilité du malade, qu'alors le plus sûr moyen de
la provoquer était de recourir à des remèdes directs, par exemple à l'application de corps chauds;
et qu'en s'obstinant à suivre la marche inverse on
devrait nécessairement aggraver le mal. Quelques
jours après, j'appris que deux médecins avaient
été chargés de traiter le malade, qui succomba.
J'assistai à l'ouverture du corps; la partie inférieure du canal intestinal présentait seule des

traces d'une vive phlegmasie, et sa membrane muqueuse épaissie était couverte d'une abondante exsudation. Je conclus de là que quand le temps serait passé de parler uniquement des miracles de l'hydriatrie, ce cas trouverait place parmi ceux qui démontrent qu'elle a également son mauvais côté. Peut-être aussi ce cas fera-t-il sentir les dangers du savoir mort, de l'empirisme que l'esprit ne vivifie pas. Nul doute qu'un bain de siège, considéré comme excitant de la peau et par conséquent comme dérivatif, ne puisse guérir une diarrhée simple chez un sujet jeune, robuste et susceptible d'une réaction vigoureuse; mais l'employer dans des conditions inverses, c'est jeter de l'huile sur le feu pour l'éteindre.

Peu de temps s'écoula sans qu'un autre cas remarquable vînt servir d'aliment à la conversation. Un homme fut pris tout-à-coup d'une maladie sans rapport direct avec celle pour laquelle il avait réclamé les soins de Priesnitz; cette affection, assez aiguë de sa nature, lui causait les plus vives douleurs; on lui prescrivit des bains de siège, dans lesquels il devait demeurer la nuit entière. Déjà il avait pris deux de ces bains, sans obtenir un soulagement notable. La fantaisie lui vint de me

consulter, et je m'empressai de me rendre auprès
de lui. Sa maladie principale était un excès de sensibilité des yeux, qui ne pouvaient supporter ni
la lumière du jour ni l'éclat des corps brillans, et il
n'attribuait l'ophthalmie qui venait de s'y joindre
qu'à la fatigue d'une course pénible dans les montagnes. Il m'avoua que le traitement lui avait fait
passer les deux plus cruelles nuits de sa vie, sans
lui profiter beaucoup, ses douleurs ayant continué
d'être excessives. Aux bains de siège on avait fait
succéder l'un après l'autre tous les modes possibles d'application de l'eau, qui avaient fini par le
soulager un peu : les douleurs étaient calmées,
mais une sensation sourde lui faisait craindre une
récidive. Ma réponse fut que, dans un cas comme
le sien, je comptais bien peu sur le traitement
par l'eau; que tout au plus me paraîtrait-il admis-
sible si on le renfermait dans les limites au-delà
desquelles il cesse d'agir comme dérivatif, mais
que je croyais bien plus rationnel et plus sage de
renoncer aux méthodes excitantes. Il me promit
d'être désormais plus réservé, ce qui n'empêcha
pas les douleurs sourdes de reparaître, bien que
Priesnitz lui eût assuré qu'il serait à l'abri de cet
accident, suivant lui, fort commun à la suite du

traitement ordinaire de l'ophthalmie par les sangsues. Quant à l'affection principale, au trouble de
la vue, le malade n'avait rien gagné sous ce rapport, et sa confiance commençait à être fortement
ébranlée. Il se permit même quelques plaisanteries
sur un homme qui venait de lui dire que le bain
de siège manque son effet et devient même nuisible, quand on ne le prend pas au moment juste
où il a été prescrit de le faire.

A ces deux cas, j'ajouterai celui d'une dame qui,
étant tombée dans un état inquiétant de syncope,
ne recouvra la connaissance qu'après être demeu-
rée pendant huit heures dans une cuve d'eau
froide. Je n'ai pu recueillir aucun détail, mais l'on
m'a assuré qu'une si longue immersion n'avait
point entraîné de suites fâcheuses.

En rapprochant ces trois cas, nous voyons que
le premier malade a succombé, que le second n'a
éprouvé aucun soulagement, et que le troisième a
guéri. Eussent-ils même été tous trois délivrés de
leurs maux, je ne pourrais jamais me résoudre
à admettre qu'il faille une sagacité toute spéciale
pour prescrire de pareils traitemens, ni que des
méthodes si hardies et si violentes soient jamais
nécessaires. Mon opinion est que nous pouvons

leur appliquer ce que j'ai dit plus haut d'une foule
de médicamens auxquels, en variant leur forme
et prolongeant leur usage, nous procurons une
influence sur l'organisme, dépassant de beaucoup
les limites de celles dont il nous est permis de calculer les résultats ; car je soutiens que nul mortel,
quand il prescrit à un malade de passer la nuit dans
un bain de siège froid, n'est en état de savoir ce
qu'il fait, de prévoir si l'économie animale suppor-
tera une si grave atteinte, ni comment elle s'en
trouvera. C'est d'ailleurs assumer gratuitement une
immense responsabilité ; car, quand bien même on
me citerait quelques exemples de succès, je serais
toujours en droit de dire : Comment se fait-il que
dans d'autres établissemens, où de meilleurs résultats sont obtenus, puisqu'il s'y opère des guérisons que Priesnitz avait déclarées impossibles, on
repousse ces pratiques excentriques, aimant mieux
s'attirer une véritable estime qu'exciter une aveugle admiration ? Les parades d'un baladin me paraissent bien moins méprisables, parce que les
moyens qu'il emploie ne peuvent nuire à personne, si ce n'est peut-être à lui-même, tandis
que, dans celles qui se jouent de temps en temps
à Graefenberg, pour entretenir le bon esprit des

masses, c'est sur la vie et la santé des autres que l'on joue. Est-ce l'effronterie du comédien ou la simplicité des spectateurs qui doit le plus nous étonner? J'avouerai, à l'honneur du public de Graefenberg, que les voix qui s'élevèrent contre les médecins présens à la mort du malade dont j'ai parlé, n'étaient pas de celles qui méritent d'être comptées; mais je n'ai pas vu non plus qu'on ait tiré aucun enseignement de ce cas remarquable. Quelques jours après l'événement, je demandai à un jeune homme quel effet cette brillante cure avait produit sur son enthousiasme. « On n'en parle presque pas, me répondit-il, et le fait semble être à peine connu...—Et vous-même, qu'en pensez-vous?.. — Je suis trop étranger à ces sortes de matières pour pouvoir en juger... —Soyez plus sincère, lui répliquai-je, et dites que vous ne voulez pas comprendre, parce qu'alors il vous serait plus difficile qu'il ne l'a été jusqu'ici, de chanter les louanges de Graefenberg, et que vous n'êtes nullement disposé à vous donner quelque peine. Ce cas n'est ni plus ni moins à la portée de votre intelligence que tous ceux dont nous avons déjà parlé ensemble, et à l'égard desquels vous n'hésitiez cependant pas à émettre une opinion.

Dans le courant de l'été, au moment où la foule se pressait le plus à Graefenberg, une dame y vint, moins pour se soumettre au traitement, que pour consulter Priesnitz sur la santé de deux grands enfans, un garçon et une fille, qui l'accompagnaient, et pour lesquels on craignait une affection de poitrine, dont le premier semblait plus sérieusement menacé que la seconde. Les symptômes, les causes et les moyens employés jusqu'alors furent détaillés à Priesnitz, qui déclara que le traitement par l'eau ne convenait pas au garçon, mais qu'avant de se prononcer à l'égard de la jeune fille, il avait besoin de la voir dans le bain froid. Cette décision inattendue souleva des objections en foule, dont Priesnitz parvint cependant à triompher, et il fut convenu que l'épreuve aurait lieu le soir même. La famille prit place à la table de Graefenberg, et parcourut ensuite les promenades d'alentour jusqu'à l'heure indiquée. Il fallut d'instantes prières pour que la demoiselle obtînt de conserver au moins son dernier vêtement. Immédiatement après, Priesnitz affirma qu'il la guérirait, parce qu'elle n'était atteinte que d'un mal de gorge. Je fus long-temps à me débarrasser de l'impression pénible que ce récit fit sur moi. J'apercevais pourtant un nouveau trait du caractère de l'homme, mais trop peu honorable pour que mes regards s'y arrêtassent long-temps. Verra là qui voudra une preuve de perspicacité ; peut-être se trouvera-t-il des gens qui jugeront ce fait digne d'être gravé sur le monument que les Hongrois ont voulu élever au génie de Priesnitz ; ce qui me surprend, c'est qu'une pareille méthode d'exploration puisse être tolérée dans un pays, où, précisément la même année, Skoda fut obligé de soumettre à la censure son bel ouvrage sur l'exploration des maladies de poitrine. Voilà des faits qu'il ne faut pas perdre de vue avant de jeter la pierre à personne. J'en raisonnais avec un brave et digne chirurgien militaire, qui finit par me dire : « Êtes-vous donc tellement sûr de vous-même que vous puissiez répondre de ne pas broncher, si, grands et petits, tous se courbaient devant vous dans la poussière, si la faveur publique se plaisait à caresser incessamment votre vanité ?» Disons, avec Rust, que Graefenberg est un rassemblement de fous, qu'on n'y voit qu'un seul homme de bon sens, et que cet homme est Priesnitz, qui sait s'emparer de ses malades assez adroitement pour leur soutirer leur argent sans qu'ils s'en aperçoivent. De quelle autre manière, en effet, s'expliquer des contradictions semblables à celle dans laquelle l'une de nos gazettes les plus répandues est tombée en annonçant que Priesnitz soulage tous les malades qu'il accueille, mais ne tarde pas à congédier les incurables. A quelle classe donc appartiennent ceux qui, au moment même peut-être où un insensé écrivait ces lignes, passaient en clopinant sous ses fenêtres, après avoir été long-temps bercés de fallacieuses promesses? ou, ceux qui, bien qu'ils aient acquis momentanément un peu plus de liberté dans leurs mouvemens, n'en restent pas moins malades au fond, et le demeureront toujours, quoique, par d'excellentes raisons, on ne les renvoie pas comme incurables? Un peu plus loin, la gazette prétend que l'eau guérit tous les maux, mais avec lenteur; elle aurait dû ajouter que tous n'y survivent pas. Puis elle dit que presque tous les malades quittent Graefenberg guéris. Que signifie une pareille incohérence d'idées?

Quoique les personnes avec lesquelles j'ai eu des relations, ne soient qu'une faible partie de la foule qui afflue à Graefenberg, on n'apprendra pas sans surprise que je n'en ai rencontré qu'une seule qui ne partageât pas l'engouement général, et qui, sans l'avoir appris à ses dépens, soumettait tout ce qu'elle voyait et entendait au creuset de la froide raison : c'était un officier autrichien : « Comment se fait-il, lui disais-je, qu'ayant si peu de confiance, vous vous trouviez ici ? —« J'en suis étonné moi-même, me répondit-il ; j'ai pensé que nulle part ailleurs je n'apprendrais à bien connaître l'eau froide, dont j'apprécie la valeur depuis long-temps, mais pour l'étude de laquelle je n'ai chez moi ni assez de courage, ni assez de persévérance ; une fois j'éprouvai un saignement de nez, pour lequel je consultai Priesnitz ; sa réponse fut qu'il n'avait rien à me dire ; aujourd'hui, je suis très fâché de m'être adressé à lui, et si demain je tombais sérieusement malade, après demain je partirais. » Je fus long-temps à en croire mes oreilles, car je n'avais jamais espéré trouver tant de bon sens à Graefenberg. Une autre de mes connaissances m'a laissé des souvenirs moins agréables. En voyant un homme à la fleur de l'âge, et dont l'extérieur annonçait la santé, il ne me fut pas difficile de comprendre que Priesnitz n'avait point hésité à l'admettre. Lui-même convint que, pour le moment, il n'était pas précisément malade, mais qu'il croyait son bas-ventre en assez mauvais état, et que son unique but était d'employer le traitement à titre de préservatif. Tout en lui dénotait un homme bien élevé, capable de réfléchir. Je crus devoir lui faire part des observations que j'avais recueillies depuis une quinzaine de jours. Quelques précautions que je prisse, quoique j'eusse soin d'alléguer des raisons péremptoires à l'appui de mes critiques mesurées, il devint bientôt l'un des plus chauds enthousiastes de Graefenberg. « Je ferai un bon traitement, et Priesnitz a promis que les crises ne manqueraient pas », vint-il me dire d'un air triomphant. Je cherchai à lui faire entendre qu'un traitement supposait une maladie sérieuse, et qu'on ne pouvait pas dire de lui qu'il subissait un traitement. « Vous vous imaginez toujours, me répliqua-t-il, qu'entouré d'un si grand nombre de malades, Priesnitz ne peut consacrer à chacun l'attention nécessaire, et que, passant quelquefois des semaines entières sans les voir, il perd la mémoire de leur état ; je viens d'avoir la preuve du contraire : un de mes amis, qu'il n'avait pas vu depuis long-temps, s'est présenté inopinément dans la grande salle, et Priesnitz, qui venait d'entrer, est allé aussitôt à sa rencontre en disant qu'il marchait trop. »

Qu'avais-je à lui objecter après un argument de
de cette force? Il me rappela les célèbres consultations de l'après-dîner, dans lesquelles Priesnitz,
avec son admirable à-propos , avait toujours quelque bon conseil à donner aux nombreux malades
qui l'entouraient. Je lui assurai que je m'étais
bien gardé de n'y pas faire attention, mais qu'au
lieu de porter sur les réponses, comme la sienne ,
mon admiration avait été tout entière pour les
questions, ou plutôt pour les questionneurs , car
une grande dose de perspicacité ne me semblait
pas être indispensable pour répondre oui ou non
à celui qui vous demande s'il doit ou s'il ne doit
pas répéter le lendemain tel ou tel acte dont la
veille il s'est bien ou mal trouvé.

Depuis long-temps je savais que les choses se passaient ainsi, et que les réponses étaient toujours
plus ou moins l'écho des demandes, lorsque, vers
la fin de mon séjour, j'en acquis une nouvelle
preuve, aussi plaisante qu'instructive. Parmi les
personnes nouvellement arrivées à Graefenberg se
trouvait un Français qui ne dissimulait pas son
esprit d'opposition, et qui ne se montrait disposé
ni à faire abnégation de son jugement, ni à em-
brasser sans examen les opinions locales. Voulant

démontrer que Priesnitz n'avait pas d'idées arrê-
tées, qu'en conséquence il n'avait pas, à proprement
parler, d'idées, il paria de lui faire changer trois
fois ses ordonnances dans le cours d'une même
journée. On accepta le défi. La première prescription fut de prendre une douche dans la matinée.
Au dîner, le malade, se félicitant des bons effets
qu'il avait obtenus, exprima l'opinion qu'une seconde douche, prise dans l'après-midi, lui ferait
beaucoup de bien. Aussitôt il reçut l'injonction de
recommencer. Le soir, il se plaignit vivement des
résultats de cette seconde douche, fit des reproches
à Priesnitz de la lui avoir permise, et parut douter
qu'il lui fût désormais possible de recourir au
même moyen. Il lui fut prescrit de renoncer aux
douches. Le pari était gagné, mais la conspiration
transpira, et celui qui l'avait tramée reçut aussitôt
l'ordre de quitter les états de Graefenberg.

« Il vient de se faire une magnifique cure, s'em-
pressa de m'apprendre une autre fois mon inspiré ;
une jeune femme a été atteinte de la rougeole, et
Priesnitz l'a guérie en cinq jours. — Non pas en cinq
jours, mais en huit, reprit son compagnon moins
enthousiaste. — Et quand bien même, dis-je, elle
aurait été guérie en trois jours, je serais fort inquiet

de l'avenir de Graefenberg, si sa renommée ne re-
posait que sur un fait aussi insignifiant. La rougeole est une maladie des plus bénignes, dans
laquelle, la plupart du temps, toute intervention
de l'art est inutile, sinon même nuisible, et qui,
du moins si l'on n'a égard qu'aux taches rouges de
la peau, dure rarement au-delà du troisième.
Ce que Priesnitz a pu faire était de trop, car, par
le temps chaud qui règne aujourd'hui, rien n'est
plus facile que d'entretenir la peau au degré d'activité nécessaire. » Mon homme, voyant qu'il ne
pouvait me convertir, s'éloigna. Depuis long-
temps nous ne nous étions pas revus, lorsqu'un
soir je le rencontrai à Graefenberg, l'air triste et
soucieux, contre son ordinaire. « Qu'avez-vous
donc aujourd'hui? — Je suis mécontent de tout. »
— Cette disposition d'esprit était trop rare en lui
pour que je ne cherchasse pas à en découvrir la
cause; elle venait de ce qu'il n'avait point encore
eu de crises. « Cependant vous m'avez dit qu'il
vous était survenu des taches rouges et des am-
poules sur le corps? — Oui, sans doute, mais ce
n'est qu'une éruption sans valeur. — Eh! qu'elle
crise donc attendez-vous? — Il faut que j'aie la
diarrhée pendant plusieurs jours, sans quoi le trai-

tement ne me profitera pas. » — Je le plaignis sin-
cèrement, et je ne pus m'empêcher de penser que
le fil auquel tiennent les croyances humaines est
souvent bien délié : qu'un courant d'air ou un écart
de régime eût exaucé les vœux de cet homme, il
s'en allait enchanté de Graefenberg, et pleinement
convaincu que sa santé ne craignait plus aucune
atteinte, au lieu que peu s'en fallait qu'à son enthousiaste admiration succédât une aversion fana-
tique contre Priesnitz et l'hydriatrie. Je le croyais
absent depuis long-temps lorsqu'un jour il vint
chez Weiss pour annoncer son prochain départ à
un de ses amis, avec lequel sa malheureuse étoile
voulut que je me trouvasse alors, de sorte que la
politesse l'obligea d'entrer en conversation avec
moi. L'entretien roula sur les établissemens hydriatriques et sur la probabilité que la foule ne man-
querait pas non plus à ceux qui pourraient s'établir. Mon avis fut qu'il était douteux qu'aucun
établissement pût jamais rivaliser avec celui de
Graefenberg dont la vogue tenait plus à la haute
idée qu'on se faisait de Priesnitz qu'à une intime
conviction des vertus curatives de l'eau. Ceci passa
sans difficulté. « Il ne manque pas non plus, dit notre visiteur, de malades que les médecins ont essayé

de traiter par l'eau; Graefenberg vient d'en recevoir plusieurs, qui, au reste, ne sont pas fort satisfaits du résultat, car les médecins paraissent ne pas comprendre l'importance et la nécessité des sueurs. » Je ne relevai pas cette petite attaque, bien qu'il me revînt à la mémoire quelques cas dans lesquels j'étais convaincu que les sueurs forcées avaient non-seulement empêché la guérison, mais amené prématurément la ruine totale de l'organisme. Cependant, soit que notre homme crût avoir été trop loin, soit qu'il jugeât prudent de dire quelque chose à l'éloge du maître de la maison, il ajouta que Weiss avait fait preuve de talent et s'était attiré l'estime générale par la guérison d'une personne que nous connaissons tous. J'avais précisément sur moi une note rédigée par ce malade lui-même, et j'offris d'en lire quelques passages, ce qui fut accepté. Je commençai donc en ces termes :

« Lorsque j'eus raconté mon histoire à Priesnitz,
« et que je lui eus montré mes blessures, il me dit,
« avec sa sécheresse ordinaire, qu'il était bien fâché
« de ne pouvoir point me traiter, mais que les cas
« semblables au mien lui faisaient peu d'honneur,
« les malades perdant courage à cause de la lon-
« gueur du traitement, qu'en conséquence il me

« conseillait de repartir sur-le-champ, d'autant
« mieux que mon état réclamait l'emploi de la
« sonde, au maniement de laquelle il n'entendait
« rien. A mes doléantes supplications, il se con-
« tenta de répondre : —Voyez, cette séparation dou-
« loureuse devrait toujours avoir lieu, peu importe
« donc qu'elle arrive plus tôt ou plus tard, et là-
« dessus, sans ajouter un mot de plus, il me quitta. »
Notre visiteur n'en voulut pas entendre davantage;
il partit, sans attendre que je lui demandasse où
était ce Priesnitz si clairvoyant, si plein de sagacité,
si noble dans ses sentimens, qui ne trouvait pas un
mot de consolation à dire à un malade, et ne
lui souhaitait même pas, en le quittant, un avenir
plus heureux.

Comme rien ne pouvait me faire participer à
l'enthousiasme général, on me demandait souvent
ce qu'était Priesnitz à mes yeux : C'est, répondais-
je, un caprice du hasard, à qui il a plu d'élever un
homme bien au-delà que son mérite absolu ne lui
permettait d'aspirer. Si Priesnitz, satisfait du bonheur que le sort lui a procuré, s'était tenu dans les
bornes de la simplicité et de la loyauté qu'on suppose innées en lui, il ne serait peut-être pas monté
si haut; mais, en recommandant à tous ceux qui

invoquaient son assistance, l'eau et toujours l'eau, dont les modes d'application sont laissés au libre arbitre de chacun, il aurait pu, avec les années, réunir des matériaux précieux pour arriver à des idées générales sur la manière dont les maladies se développent et se guérissent, sur leur curabilité ou leur incurabilité, et sur l'appropriation à chacune d'elles des différentes manières dont on emploie l'eau, il aurait été utile à une foule d'hommes, et il aurait acquis de justes titres à l'estime générale, qui vaut mieux qu'une apothéose ridicule. En sacrifiant, au contraire, le noble plaisir de soulager ses semblables à de viles spéculations sur leurs faiblesses, il a été lui-même l'artisan de sa chute inévitable. Il a perdu la plus belle prérogative de l'esprit humain, celle de tendre sans cesse à se perfectionner; aussi le temps n'a-t-il contribué en rien à affermir son jugement ; aussi ses oracles ne sont-ils pas moins vagues aujourd'hui qu'ils l'ont toujours été, et quand il croit le moment arrivé de leur donner un peu de précision, l'événement vient-il souvent les démentir. Autrement, comment se ferait-il que Priesnitz, qui sait si bien découvrir un léger mal de gorge dans le bain froid, ait méconnu l'état d'une jeune fille qui fut enlevée par la phthisie pulmonaire peu de temps après son arrivée, et dont un des hôtes de Graefenberg disait, avec une naïveté comique, qu'on ne devait pas le rendre responsable de cet événement, la malade lui ayant caché qu'elle était poitrinaire. Jadis, il ne voyait autour de lui que des personnes atteintes de maladies légères, auxquelles il lui suffisait de dire: Allez boire de l'eau ! Aussitôt elles se dispersaient dans les bois d'alentour, se baignaient dans le premier ruisseau venu, et demandaient une boisson rafraîchissante à chaque source dont le murmure frappait leurs oreilles. Oubliant ainsi les tracas de la ville, et retrempant leur âme et leur corps à ce contact inaccoutumé avec la simple nature, elles recouvraient le santé, puis allaient partout vantant la haute perspicacité de l'homme qui leur avait enseigné un si puissant moyen de guérison. Mais les choses sont bien changées. Graefenberg reçoit aujourd'hui des malades qui auraient peu de chose à se promettre de l'usage le plus habilement dirigé de l'eau, dont il ne suffit plus de prononcer le nom, en prescrivant au hasard telle ou telle manière de l'employer. Priesnitz, qui n'a pas su profiter de l'occasion, ne trouve aucun moyen certain de guérison à leur recommander, et pour échapper aux embarras qui surgissent sous ses pas, il est obligé non seulement de recourir à des formules dont l'étrangeté frappe les esprits vulgaires, mais encore de changer à chaque instant ces formules insignifiantes, dont la vertu tient uniquement à leur nouveauté. Car aucun des procédés extraordinaires qu'il conseille, depuis les bains de siège prolongés pendant toute une nuit, jusqu'aux bains entiers durant une heure, n'a été sanctionné par l'expérience. Il y a quelques années, c'était la mode, dans un cas grave, d'avoir plusieurs baignoires contenant de l'eau à des températures différentes, de l'une à l'autre desquelles on faisait passer le malade, après un séjour de quelques minutes dans chacune ; cette pratique causa une impression extraordinaire sur le public, mais elle est effacée aujourd'hui du répertoire, et en effet, quelque bien disposés que soient les esprits, elle ne pouvait pas conserver long-temps son crédit.

Cependant, malgré son admirable habileté, Priesnitz n'a pas su éviter un grand écueil, celui de tomber en contradiction avec lui-même. Plus d'une fois je l'ai entendu déclarer que toute manière d'employer l'eau, différente de celle dont on fait

usage à Graefenberg, n'est qu'un pur charlata-
nisme, et qu'on détruit les vertus curatives du
liquide en apportant le moindre changement aux
méthodes de l'appliquer. Or, comment concilier
cette déclaration avec les modifications que celles-ci
ont subi à Graefenberg même, et qui sont telles
qu'à peine se reconnait-on dans les écrits publiés à
quelques années de date l'un de l'autre? Que penser
aussi de cette réponse ordinaire de Priesnitz aux malades qui le consultent: Vous pourrez guérir par
l'eau, mais il faudra deux ou trois ans et plus; pendant quelque temps ce fut la mode d'y voir l'annonce
d'une haute sagacité; mais ce n'était réellement
là qu'un aveu d'ignorance, et ne fallait-il pas
beaucoup d'enthousiasme pour y attacher un autre
sens? Si les occupations et la fortune du malade
qui reçoit une telle réponse lui permettent de rester
à Graefenberg, et qu'il obtienne guérison, il n'en ad-
mire que davantage les dons miraculeux de son sau-
veur, et si son état n'a pas changé au bout de deux
ans, un si long espace de temps est trop riche en inci-
dens pour qu'on soit embarrassé d'expliquer l'insuccès; quant aux malades que leurs affaires ou leurs
moyens obligent à partir, qu'ils guérissent plus
vite ailleurs ou qu'ils ne guérissent point, ils n'en

emportent pas moins, avec leurs regrets, une bonne dose d'admiration. Il y a donc profit sous tous les rapports, outre qu'une pareille réponse est un manteau commode pour couvrir ses propres faiblesses et pour se draper avantageusement.

Mais, parmi ceux qui ont quitté Graefenberg sans être guéris, il ne pouvait manquer d'y en avoir qui trouvassent ailleurs la guérison, même avec le secours de l'eau seule, et c'est de là que date pour moi la décadence de cet établissement. Je suis convaincu qu'à une certaine époque tous ceux qui s'y rendaient en partaient guéris. C'est à ce temps que je rapporte la plus grande renommée de Priesnitz, et non à celui où il a compté le plus de visiteurs : son étoile a pâli dès qu'un seul malade s'est séparé de lui, assailli de doutes, pour aller demander ailleurs la santé, qu'il y a trouvée. Parmi les quarante dont j'ai vu la foi chanceler dans le court espace de trois mois, et parmi cette foule pour laquelle le fardeau de la vie va devenir plus lourd encore aux approches de l'hiver, si triste dans un rude climat, il s'en trouvera qui, ayant vu leurs espérances déçues, ne manqueront pas, dans l'occasion, de rendre hommage à la vérité, en décla-

rant qu'ils ont été les jouets d'illusions et de men-
songères promesses.

Qu'on ne s'y trompe pas cependant! quand la
foule diminuera à Graenfenberg, ce ne sera point
parce que tout y est dépourvu de base solide, livré
à l'arbitraire, abandonné au hasard, en guerre
ouverte avec le sens commun et la raison, mais
parce qu'on aura été frappé tout-à-coup de quelque
futilité; peut-être trouvera-t-on un goût de neige
à l'eau, ou bien commencera-t-on à s'apercevoir
que le confortable manque, que la cuisine est dé-
testable, que les domestiques n'entendent rien
au service.

Le hasard m'a fourni plusieurs occasions de
rencontrer, un mois ou deux après leur départ de
Graefenberg, des personnes que j'y avais vues li-
vrées à toute l'exaltation de l'enthousiasme, et
j'étais tout surpris du changement qui se faisait remarquer en elles. Il y a peu de temps encore,
je retrouvai un jeune officier prussien avec qui
j'avais dîné plusieurs fois à la table de Priesnitz.
« Et vos maux de tête, lui demandai-je, après les
complimens d'usage? » Se rappelant les fanfaron-
nades dont plus d'une fois j'avais été témoin, il
me répondit, avec un peu de confusion : « Mes

douleurs sont les mêmes qu'autrefois, et j'aurais beaucoup mieux fait d'aller passer six semaines à Tœplitz que de perdre six mois à Graefenberg. » Je cherchai ensuite à savoir quelle était maintenant sa manière de penser sur des points à l'égard desquels nous n'avions jamais pu nous entendre dans le temps; il était devenu la souplesse même, et convenait qu'en ma qualité de médecin ces choses devaient être plus à ma portée qu'à la sienne, aveu que rien au monde n'eût pu lui arracher à Graefenberg. Un autre me racontait que, loin d'être satisfait de son voyage, il croyait pouvoir dater de ce moment des souffrances qui maintenant le tourmentaient bien plus que celles pour lesquelles il l'avait entrepris. Une dame, qui cependant avait eu soin d'éviter tous les excès ordinaires aux hôtes de Priesnitz, ne trouvait pas de termes assez forts pour m'exprimer combien sont désagréables les premiers temps qui succèdent à un traitement hydriatrique; l'usage continuel de l'eau froide était devenu pour elle une condition de bien-être, et quand elle était forcée d'y apporter quelque restriction, elle éprouvait les mêmes troubles que ceux qui surviennent quand on se trouve subitement privé d'un excitant dont on a contracté l'habitude.

L'histoire de cette dame offre surtout de l'intérèt en ce sens qu'elle explique comment il est possible que des hommes connus par la rectitude et la sagesse de leur jugement se laissent entraîner dans le tourbillon d'excentricités dont Graefenberg étale l'étrange spectacle. Tous ceux qui s'y rendent subissent le traitement par l'eau : qu'ils suent cinq heures entières, ou seulement un quart d'heure, avant de se plonger dans la cuve ; qu'ils avalent douze ou quarante verres d'eau froide par jour ; qu'ils prennent des bains de siège d'un quart d'heure ou de trois heures ; qu'ils se douchent une ou deux fois par jour ; enfin qu'ils gravissent les montagnes d'alentour, ou qu'ils bornent leurs exercices à des promenades en long et en large dans la grande salle, tous tendent au même but : leur état physiologique devient une exaltation plus ou moins prononcée de la lutte entre les fonctions naturelles de la vie et les stimulans du dehors. Cette excitation n'agit pas seulement sur le physique, elle porte aussi son influence sur le moral. Pour s'en convaincre, il suffit de jeter un coup-d'œil sur le public rassemblé. Les visages qu'on aperçoit sont généralement frais et florissans ; pourquoi ? parce que tous sont plus ou moins échauffés,

excités. Parmi tous ces hommes qui circulent autour de nous, il s'en trouve beaucoup chez lesquels une excitation générale de la vitalité suffisait pour les délivrer de leurs souffrances, que
ceux-là ont le bonheur de voir s'effacer de jour en
jour; chez les autres, cette stimulation générale
ne convient point à la nature de leurs maux, et
au fond ils n'y gagnent rien, mais on ne peut disconvenir qu'ils ont une meilleure apparence, et
si l'on doute encore de leur mieux-être en voyant
leurs jambes flageoler sous eux, on n'a qu'à les
interroger pour acquérir la certitude qu'ils sont
très satisfaits, qu'ils se sentent infiniment soulagés, et qu'ils ont la ferme conviction de se mieux
porter encore au bout d'un mois. Cette heureuse
illusion, qui leur permet d'oublier la grandeur de
leurs maux, de même que, dans la vie commune, un
verre de vin fait perdre au malheureux le souvenir de ses chagrins, ils la doivent à l'eau, à l'exaltation qu'elle provoque dans toutes les fonctions,
à l'influence puissante qu'elle exerce sur les facultés morales, et qu'on aurait quelquefois peine à
distinguer de l'aimable ivresse causée par le vin
de Champagne; mais cette ivresse a aussi son mauvais côté. La nature a une surprenante sensibilité;

elle ne refuse pas, quand le besoin l'exige, de déployer toutes ses forces, et si les excitations se succèdent coup sur coup, elle parvient à supporter cet état de tension plus ou moins long-temps suivant l'âge, la constitution et l'espèce de maladie (1) : mais elle n'est point inépuisable, comme on le croit à Graefenberg. Plus nous tendons une corde, et plus elle a de tendance à se rompre; plus nous puisons à une fontaine, et plus vite nous en trouvons le fond.

Sans doute, chacun a reçu en partage une somme d'activité, qui, sagement administrée, rapporte des intérêts suffisans à la consommation journalière, sans qu'on soit obligé de toucher au capital ; mais, provoquer un déploiement de la vie semblable à celui qu'amènent les traitemens usités à Graefenberg, ce n'est pas dépenser les intérêts, c'est attaquer le capital lui-même, et dès-lors plus on se montre prodigue, et plus la banqueroute s'approche à grands pas. Je conviens que les maladies peuvent mettre dans la nécessité de faire une sorte d'emprunt à ce fonds de vie, pour résis-

(1) Voyez C.-F. Hufeland, *la Macrobiotique, ou l'art de prolonger la vie de l'homme;* Paris, 1838, in-8.

ter plus sûrement à leurs attaques ; mais la cessation de ces maladies marque la limite au-delà de laquelle il y a témérité à entretenir l'exaltation des fonctions. D'après cela, il est évident qu'à chaque heure du jour les lois de la prudence sont violées à Graefenberg. Et cette vérité commence à percer dans le monde ; car, dînant un jour à Neisse avec plusieurs officiers prussiens, j'entendis l'un d'eux dire qu'ils devraient adresser des remercîmens à Priesnitz, dont les traitemens avaient contribué à rendre l'avancement plus rapide, en hâtant la fin de plusieurs d'entre eux, qu'il désigna par leurs noms, ce qui n'empêcha pas l'un des convives de soutenir, quelques momens après, que Priesnitz guérissait toute espèce de fièvre intermittente en trois jours. Je me rappelai alors les deux seuls malades, atteints de fièvres, que j'eusse connus à Graefenberg, et qui n'étaient point encore guéris au bout d'un mois ou six semaines. L'un d'eux avait même fini par renoncer à l'eau, et réclamer les secours de la médecine ordinaire. L'autre était un charmant garçon, dont j'entendis plusieurs fois dire qu'il avait été délivré de ses fièvres, bien que sa mauvaise mine ne parlât guère en faveur des vertus de l'eau contre ces sortes de maladies.

Au reste, l'assertion du convive dont je viens de parler me confirma dans l'idée que Priesnitz est un enfant du bonheur, comme on en voit peu ; car, tandis qu'à Graefenberg une fièvre intermittente le bravait par son opiniâtreté, il trouvait à quelques lieues de là un panégyriste de sa sagacité et de l'infaillibilité de ses moyens. Après mon départ de Graefenberg, il y mourut une dame ; on était alors dans l'usage d'attribuer la mort à un dépôt ouvert à l'intérieur ; mais cette fois encore l'ouverture du corps vint démentir l'explication favorite. Lorsque les parens demandèrent quelle avait été la cause du funeste événement, il leur fut répondu que la malade avait le cou trop court pour pouvoir vivre. Où trouver un autre homme qui ose s'exprimer ainsi ? Où trouver ailleurs un public qui, au lieu de voir dans une pareille réponse la preuve d'une ignorance crasse et d'une repoussante effronterie, y découvre, au contraire, celle d'une profonde sagesse ?

Quel sera, en dernière analyse, le résultat de cette direction des esprits ? Que deviendra l'hydriatrie lorsqu'elle ne sera plus un objet de mode, et que le temps aura détruit tous les oripeaux dont on l'a couverte ? Ces questions se présentent d'elles-

mêmes quand on jette un coup-d'œil sur l'histoire de la médecine, quand on voit que tant de
systèmes qui ont joui d'un si grand éclat, sont
tombés dans un complet oubli. C'est un mauvais
augure pour l'hydriatrie de compter peut-être aujourd'hui, parmi ses apôtres les plus zélés, des
gens qui naguère encore parlaient avec enthousiasme de l'homœopathie. Précisément parce qu'on
s'en est exagéré la valeur, elle ne pourra guère
échapper à un revirement de fortune. Je demeure
donc convaincu que le plus grand service qu'on
pût lui rendre était de montrer d'où viendra l'o-
rage qui lui enlèvera la confiance aveugle qu'on a
en elle aujourd'hui, afin qu'elle ne soit pas prise
à l'improviste et se tienne sur ses gardes. Ce n'est
pas tomber que de redescendre à un rang où l'on
a le certitude de toujours se maintenir honora-
blement.

FIN.

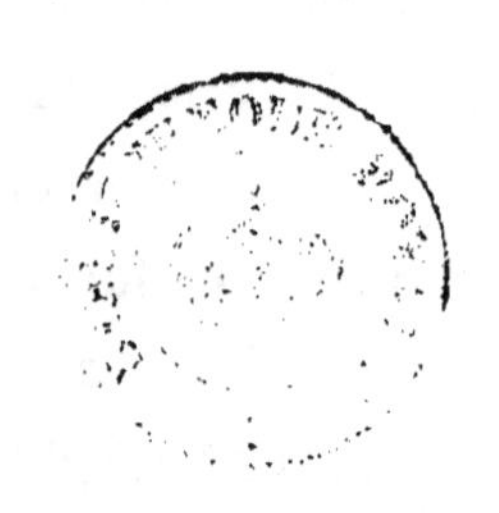

TABLE DES MATIÈRES.

—

FIN DE LA TABLE.